Die Radiologische Klinik

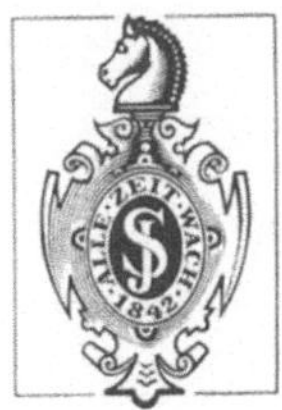

Dieter Beyer   Rainer Köster

Bildgebende Diagnostik akuter intestinaler Durchblutungsstörungen

Ein klinisch-radiologisches Konzept

Mit 32 Abbildungen in 87 Einzeldarstellungen

Springer-Verlag
Berlin Heidelberg New York Tokyo 1985

Prof. Dr. med. DIETER BEYER
Radiologisches Institut und Poliklinik
der Universität zu Köln
Joseph-Stelzmann-Straße 9
D-5000 Köln 41

Priv.-Doz. Dr. med. RAINER KÖSTER
Strahleninstitut und Radiologische Klinik
Krankenanstalten Neuss – Lukaskrankenhaus –
Akademisches Lehrkrankenhaus der Universität Düsseldorf
Preußenstraße 84
D-4040 Neuss

CIP-Kurztitelaufnahme der Deutschen Bibliothek
Beyer, Dieter:
Bildgebende Diagnostik akuter intestinaler
Durchblutungsstörungen : e. klin.-radiolog. Konzept /
Dieter Beyer ; Rainer Köster. – Berlin ; Heidelberg ;
New York ; Tokyo : Springer, 1985.
   (Die radiologische Klinik)
ISBN-13: 978-3-540-13440-4   e-ISBN-13: 978-3-642-69740-1
DOI: 10.1007/978-3-642-69740-1

NE: Köster, Rainer:

Unseren klinisch-radiologischen Lehrern
Herrn Professor Dr. med. BERNHARD SWART *und*
Herrn Professor Dr. med. GERD FRIEDMANN
in Dankbarkeit gewidmet

Vorwort

Das Krankheitsbild der Darmischämie mit konsekutivem Mesenterialinfarkt und Darmgangrän ist schon seit dem 19. Jahrhundert bekannt und immer wieder experimentell und klinisch untersucht worden.

Trotz der permanenten Weiterentwicklung diagnostischer Methoden und therapeutischer Verfahren hat diese Erkrankung heute noch eine Letalität von 70–93%. Dies liegt – wie unsere Ergebnisse im Tierversuch und am größten radiologisch untersuchten Krankengut der Weltliteratur zeigen – an der kurzen ischämischen Toleranzzeit des Darms nach arteriellem oder venösem Gefäßverschluß und an der zu späten Diagnosestellung.

Das vorliegende Buch erarbeitet ein klinisch-radiologisches Konzept, das es ermöglicht, mit Hilfe bildgebender Verfahren – insbesondere der radiologischen Nativdiagnostik, der Realtime-Sonographie und der Angiographie – die Diagnose in vielen Fällen frühzeitiger zu stellen und somit die Letalität dieses Krankheitsbildes zu senken.

Es zeigt aber auch die Wichtigkeit des interdisziplinären Gesprächs zwischen behandelndem Arzt, Radiologen und Chirurgen, um die Möglichkeit eines ischämischen Geschehens – insbesondere bei älteren Patienten mit bekannten präexistenten Herz- und Gefäßleiden oder hochdosierter Glykosidtherapie – in Erwägung zu ziehen und eine noch erfolgversprechende, kausale Therapie einzuleiten.

Wir sind sehr zu Dank verpflichtet: Herrn Prof. Dr. B. SWART, Neuss und Herrn Prof. Dr. G. FRIEDMANN, Köln, für ihre Beratung bei den experimentellen und klinischen Untersuchungen und die Überlassung des radiologischen Untersuchungsmaterials. Herrn Prof. Dr. PICHLMAIER, Köln und Herrn Prof. Dr. COBURG, Neuss für die Möglichkeit der Auswertung der Krankenakten, Herrn Dr. M. BOHR, Pathologisches Institut der Universität Köln, für die Durchführung der histologischen Untersuchungen, Herrn Prof. Dr. K. P. SCHAAL, Hygieneinstitut der Universität Köln, für die bakteriologischen Untersuchungen, Herrn Prof. Dr. F. HORSCH, Chirurgische Klinik der Universität Köln, für die Beratung bei den tierexperimentellen Untersuchungen, Frau Dr. B. SCHMITHAUSEN für die Hilfe bei der Zusammenstellung klinisch-radiologischer Daten in den Krankenanstalten Neuss und Herrn F. TEXTORIS, Radiologisches Institut der Universität Köln, für die fototechnische Beratung und fotografische Gestaltung.

Köln/Neuss, im Herbst 1984   D. BEYER   R. KÖSTER

Inhaltsverzeichnis

X

1 Einleitung

Das *akute Abdomen* – ein auf das Abdomen bezogenes ungeklärtes akutes Krankheitsbild, das nach erster Inspektion und klinischer Untersuchung weiterer, schnell durchzuführender Diagnostik und evtl. einer internistischen oder chirurgischen Therapie bedarf – stellt für jeden Arzt in Klinik und Praxis ein immer wiederkehrendes Problem dar, mit dem er täglich konfrontiert wird.

Der klinische Radiologe spielt mit der wachsenden Zahl bildgebender Verfahren eine zunehmend wichtige Rolle in der Diagnosefindung bei diesem meist unklaren und komplexen Krankheitsbild.

Insbesondere die *Darmischämie* gehört immer noch zu den schwierigsten diagnostischen Fragestellungen bei akutem Abdomen [6, 8]. Die Schwierigkeit der Diagnose liegt einmal in der Seltenheit der Erkrankung – nur 0,4% aller akuten Abdominalerkrankungen werden durch Mesenterialgefäßverschlüsse verursacht [45] – und zum anderen in der kurzen Zeitspanne, die vom Beginn des Infarkts mit erster Symptomatik bis zum noch erfolgversprechenden operativen Eingriff verbleibt.

Die kurze ischämische Toleranzzeit des Gastrointestinaltrakts von durchschnittlich 4–12 h – abhängig von Sitz und Vollständigkeit der Gefäßblockade und von der Ausbildung eines Kollateralkreislaufs – stellt die chirurgische Entscheidung unter Zeitnot, da eine zu späte oder unterlassene Operation für den meist älteren Patienten das sichere Todesurteil bedeutet [112].

Die Früherkennung gründet sich bei häufigem Fehlen typischer Befunde in der entscheidenden Phase auf die gezielte Anamnese, die richtige Deutung der Abdomenübersichtsaufnahmen und evtl. der Sonographie sowie auf die frühe Angiographie.

Da die Klinik wegen der meist unspezifischen Symptomatik bei nur 25–50% Hinweise auf eine Darmischämie liefert [100], kommt radiologischen Untersuchungsmethoden, insbesondere der Nativuntersuchung des Abdomens, eine zentrale Stellung zu [6, 106].

Über die Aussagefähigkeit und den Informationsgehalt von Nativaufnahmen bei Darmischämien liegen jedoch in der Weltliteratur stark divergierende Angaben vor.

Einige Autoren halten die Abdomennativuntersuchung aufgrund ihrer klinischen Erfahrungen für diagnostisch wenig wertvoll [45, 85], während andere Publikationen zeigen, wie wichtig und aussagekräftig die Untersuchung ist [6, 8, 38, 69, 73, 108] – besonders dann, wenn man sich nicht auf die immer noch übliche Aufnahmen im Stehen beschränkt, sondern Aufnahmen in Rücken- und

Linksseitenlage anfertigt, evtl. ergänzt durch eine Sonographie, Computertomographie oder Angiographie.

Durch Analyse eines großen Krankengutes sowie eine experimentelle Stu-
die an Hunden nach Ligatur der A. mesenterica superior werden spezifische
und unspezifische Früh- und Spätsymptome der akuten Darmischämie erarbeitet, die eine ausreichend frühe Diagnose des Krankheitsbildes noch innerhalb
der ischämischen Toleranzzeit des Darms erlauben.

2 Historische Entwicklung der Diagnostik und Therapie mesenterialer Gefäßverschlüsse

Erste Sektionsberichte über Verschlüsse der Eingeweideadern finden sich bei Antonio Beneviene (15. Jahrhundert) [39].

Erst im 19. Jahrhundert wurde das Krankheitsbild aus pathologisch-anatomischer und klinischer Sicht erforscht. Cruveilher [39], Anatom in Paris, beschrieb in seinem Werk *Anatomie pathologique du corps humain* die Arteriosklerose der Mesenterialgefäße. Der Heidelberger Anatom F. Tiedemann [107] berichtete in seiner Monographie *Von der Verengung und Schließung der Pulsadern* 1843 als erster über einen chronischen Verschluß der A. mesenterica superior bei einem 60jährigen Mann, der schließlich an den „Folgen der Auszehrung" starb.

Tiedemann [107] bewies darüber hinaus durch Kontrastmitteldarstellung der Aorta, daß der Dünndarm über 2 Kollateralen mitversorgt wird; einmal aus dem Truncus coelicacus über die A. pancreatico-duodenalis superior und zum zweiten aus der A. mesenterica inferior über den R. anastomoticus magnus aus der A. colica sinistra.

Er kannte somit bereits den typischen Kollateralkreislauf, der bei *chronischem* Verschluß der A. mesenterica superior die Blutversorgung übernimmt und den Darminfarkt evtl. verhindert. Nach Tiedemann sollen diese Kollateralen allerdings schon Chaussier im Jahre 1818 bekannt gewesen sein [107]. Der zweitgenannte Umgehungsweg wird allgemein als Riolan-Anastomose bezeichnet. Diemel et al. [23] wiesen jedoch 1964 darauf hin, daß diese Entdeckung fälschlicherweise dem Pariser Anatom Riolan (1580–1657) zugeschrieben wird. Riolan beschrieb 1649 nämlich nur Anastomosen zwischen Venen und Arterien, die nach Füllung der V. umbilicalis sichtbar wurden. Dabei hat er wahrscheinlich auch den Gefäßbogen an der Koloninnenseite beobachtet, dessen Funktion ihm jedoch unbekannt war [112].

Mit den Ursachen und Folgen des *akuten* arteriellen und venösen Darmgefäßverschlusses setzte sich erstmals Virchow um die Mitte des letzten Jahrhunderts auseinander [82] und schuf damit die Voraussetzungen dafür, daß Oppolzer 1862, Gerhardt 1863 [82] und Kussmaul 1864 [52] die klinische Symptomatik des akuten Darmarterienverschlusses und der daraus resultierenden Darminfarkte diagnostizieren und publizieren konnten.

Diese klinischen Beobachtungen veranlaßten 1875 Litten [59], damals Assistenzarzt am Hospital zu Allerheiligen in Breslau, am Hund grundlegende Ligaturexperimente vorzunehmen, die zu den folgenden, heute noch gültigen Resultaten geführt haben:

1) Die Ligatur des Stamms der A. mesenterica superior führte immer zum tödlichen Darminfarkt mit Tod nach 12–48 h.
2) Der durch Ligatur gesetzte Schaden war nur dann reversibel, wenn der Blutstrom nicht länger als 2–2½ h unterbrochen wurde.
3) Die Ligatur eines Einzelasts der A. mesenterica superior blieb ohne Folgen.
4) Die Ligatur mehrerer benachbarter Äste führte zu einem umschriebenen hämorrhagischen Infarkt.
5) Die Ligatur des Truncus coeliacus und der A. mesenterica inferior wurden folgenlos überstanden.

Aufgrund seiner Untersuchungsergebnisse bezeichnete Litten [59] die A. mesenterica superior, die zwar nach der Definition von Cohnheim [18] keine Endarterie ist, sich aber bei akutem Verschluß wie eine solche verhält, als „funktionelle Endarterie".

Die klinische Symptomatik der intermittierenden arteriellen Durchblutungsinsuffizienz des Darms erarbeitete 25 Jahre später (1901) der Primararzt und Privatdozent für Chirurgie am K. u. K. Kaiser-Franz-Josef-Spital in Wien Schnitzler [91].

Um die Jahrhundertwende waren somit schon *alle* Varianten intestinaler Durchblutungsstörungen bekannt.

In diesen Zeitraum fallen auch schon die ersten Berichte über erfolgreiche Darmresektionen bei Infarkten durch Mesenterialarterienverschluß. Im Jahre 1895 führte Elliot [25] in den USA und 1902 Sprengel [82] in Deutschland erste erfolgreiche Resektionen durch. Mit diesen Eingriffen begann die sog. Ära der Darmresektionen bei Darminfarkt. Diese Operationsmethode war lange Zeit die einzige chirurgische Therapie dieses akuten Krankheitsbildes.

Ein erster Versuch einer Embolektomie der A. mesenterica superior wurde 1943 von Ryvlin, einem Russen, durchgeführt [112].

Der erste erfolgreiche operative Eingriff dieser Art wurde jedoch erst im Jahre 1951 von Klass [50] unternommen. Der Patient überlebte 6 Tage, starb dann jedoch am akutem Linksherzversagen. Allgemein spricht man den Ersterfolg einer Embolektomie mit längerer Überlebenszeit Shaw u. Rutledge (1957) [98] zu. Zwar operierte Stewart [102] in gleicher Weise schon im Jahre 1951 einen Patienten, der 5 Jahre überlebte, publizierte diesen Fall jedoch erst 1960 zusammen mit anderen erfolgreichen Gefäßoperationen.

1959 führten Mikkelsen u. Zaro [66] als erste gezielt eine Operation mit Revaskularisation bei Angina abdominalis durch. Müller-Wiefel u. Borm [68] sammelten bis zum Jahre 1970 bereits 54 Mitteilungen aus dem Weltschrifttum über erfolgreiche mesenteriale Embolektomien, denen sie 2 eigene erfolgreiche Embolektomien hinzufügten.

Die *Röntgendiagnostik* intestinaler Durchblutungsstörungen hat sich erst später entwickelt als die chirurgische Therapie. Wenn früher die Durchführung eines Abdomenleerbildes zur Klärung eines „akuten Abdomens" erbeten wurde, erwartete der überweisende Kollege vorwiegend den Ausschluß einer Perforation oder den Nachweis von Spiegelbildungen.

Erste radiologische Publikationen über den Nutzen von Abdomenübersichtsaufnahmen bei der Suche nach einer Darmischämie erfolgten Anfang der 40iger Jahre, nachdem schon vorher in klinischen Veröffentlichungen vereinzelt über Auffälligkeiten im Abdomenübersichtsbild bei Darmgangrän berichtet worden war. Rendich beschrieb 1944 [84] 3 Fälle, die ein Pseudoverschlußbild mit Gasblähung des Dünndarms und des Colon transversum mit Abbruch der Luftsäule in der Nähe der Milzflexur zeigte. Die endgültige Diagnose konnte aber erst durch Sektion gestellt werden. 3 Jahre später wurde von Harrington, einem Mitarbeiter von Rendich, über 4 weitere Fälle mit ähnlicher Röntgensymptomatik berichtet [35]. Die erste Publikation, der ein unselektioniertes Patientengut zugrunde liegt, wurde 1970 von Tomchik et al. vorgestellt. Erstmals wurde eine Unterteilung in spezifische und unspezifische Röntgensymptome versucht [108].

1974 wurde von Swart u. Meyer erstmals ein „klinisch-radiologisches Konzept" vorgestellt, welches Röntgensymptome in enger Beziehung zum klinischen Untersuchungsbefund stellte. Auf diesem Konzept bauen unsere Untersuchungen auf [106].

3 Ätiologie und Pathogenese der akuten Darmischämie

Die Ursache einer jeden intestinalen Ischämie mit konsekutiver Gangrän ist die absolute oder relative Durchblutungsstörung mit Sauerstoffminderversorgung des Intestinums bis zur Unterschreitung des Strukturstoffwechsels.

Akute Mesenterialarterienverschlüsse können prinzipiell auf verschiedene Art zustandekommen, z.B. durch Verlegung des Gefäßlumens, durch externe Kompressionen, durch Gefäßverletzung und -abriß oder auch funktionell bei Vasokonstriktion bzw. stasebedingt bei Gerinnungsstörungen.

Pathogenetisch können 4 verschiedene Mechanismen eine akute oder prolongierte Ischämie der Mesenterialgefäße hervorrufen:

- arterielle Embolie,
- arterielle Thrombose,
- venöse Thrombose,
- „funktioneller Verschluß" (die non-okklusive Ischämie).

Sehr seltene Ursachen stellen Aneurysmen im Bereich der Aorta oder der Mesenterialgefäße dar.

Die externe Kompression der Arterien durch Tumoren, Invagination, Inkarzeration, Volvulus, Strangulation oder Blutung in Darmwand oder Mesenterium führt nur selten zur akuten Verschlußsymptomatik und bietet meist ein prolongiert-chronisches Krankheitsbild [112].

Das Trauma als Ursache – heute meist Folge von Verkehrsunfällen – ist ebenfalls selten und führt zum Abriß von Mesenterialarterienästen oder traumatischer arterieller Thrombose (s. Tabellen 1–3).

Tabelle 1. Altersverteilung (Durchschnitt) bei Darmischämie durch embolische oder thrombotische Gefäßverschlüsse (eigenes Krankengut, n = 101)

Ursache	♂	♀
	n	n
Mesenterialvenenthrombose	55	62
Mesenterialarterienthrombose	61	67
Mesenterialarterienembolie	66	73

Tabelle 2. Ursachen und Geschlechtsverteilung bei Darmischämie (eigenes Krankengut, n = 101)

Ursache	n	♂	♀
Mesenterialarterienthrombose	41	24	17
Mesenterialarterienembolie	31	17	14
Mesenterialvenenthrombose	18	8	10
Non-okklusive Darmischämie	8	4	4
Traumatisch bedingte Ischämie	3	3	–
	101	56	45

Tabelle 3. Ätiologie und Pathogenese (eigenes Krankengut)

Ursachen	n
Mesenterialarterienthrombose	
Arterielles Verschlußleiden	30
Postoperative Komplikation	7
Polyzythämie	1
Kompression durch Neoplasma	1
unklar	2
	41
Mesenterialarterienembolie	
Herzwandaneurysma	7
Mitralvitium	6
absolute Arrhythmie bei Vorhofflimmern	8
thorakales Aortenaneurymsa	2
Zustand nach Sattelembolie der Aorta	2
Beinvenenthrombose/offenes Foramen ovale	1
unklare Emboliequellen	5
	31
Mesenterialvenenthrombose	
Leberzirrhose, davon mit Pfortaderthrombose 2	7
Zustand nach Operation	1
Ovulationshemmer	3
Polyzythämie	2
unklar	5
	18
Non-okklusive Darmischämie	
Herzinsuffizienz	4
postoperativer Schock	2
Digitalisintoxikation	2
	8
Traumatisch bedingte Darmischämie	
Mesenterialab- oder einriß (Autounfall)	2
postoperativ nach Schußverletzung	1
	3

3.1 Arterielle Embolie

Die Mesenterialarterien werden in nur 5–10% der Fälle von peripheren Embolien betroffen [112, 120].

Heberer [37] sah in seinem Krankengut in 6% eine Beteiligung der Mesenterialgefäße. Denk u. Olbert [22] fanden von 455 peripheren Embolien nur 32 in der A. mesenterica superior (7%).

Bezüglich der Häufigkeit von Embolien in den Eingeweidearterien steht die A. mesenterica superior allerdings an erster Stelle; sie ist in über 90% der Fälle betroffen [37, 112, 120]. Embolien als Ursache akuter Verschlüsse des Truncus coeliacus und der A. mesenterica inferior sind Raritäten [112, 120].

Dies wird verständlich, berücksichtigt man die anatomischen Gegebenheiten im Abgangsgebiet dieser 3 Arterien aus der Aorta; die A. mesenterica superior hat am Abgang ein relativ weites Lumen und geht spitzwinklig (32,9 ± 10,5°) [74] aus der Aorta ab; die A. mesenterica inferior und der Truncus coeliacus dagegen haben einen eher rechtwinkligen Abgang. Darüber hinaus ist die A. mesenterica inferior deutlich lumenschwächer und schon daher weniger für embolische Verschlüsse prädisponiert [32].

Im Stromgebiet der A. mesenterica superior bleiben Embolien meist im Anfangsteil des Hauptstamms bis zur Abzweigung der A. colica media hängen (71,6–73%), so daß in hohem Prozentsatz das gesamte Versorgungsgebiet der A. mesenterica superior von der Ischämie erfaßt wird. Die A. colica dextra ist in 16% der Fälle direkt betroffen, die A. ileocolica in nur 7%, die Vasa recta in 4% [45].

Arterielle Embolien stellen eine periphere Manifestation anderer Grundkrankheiten [112], wobei die Emboliequelle in über 90% der Fälle im linken Herzen liegt [37, 120].

In etwa der Hälfte dieser Fälle sind chronisch-rheumatische Klappenfehler mit Flimmerarrhythmien als Ursache anzunehmen, seltener treten arterielle Embolien nach Herzinfarkt im Verlauf entzündlicher Herzerkrankungen auf. In den letzten Jahren werden jedoch in zunehmendem Maße Embolien nach Infarkt und bei koronarer Herzkrankheit beobachtet (bis zu 80%); rheumatische Klappenfehler als Emboliequelle werden hingegen seltener [112]. Diese von einigen Autoren beobachtete relative Frequenzabnahme arterieller Embolien wird verständlich, wenn man bedenkt, daß

- rheumatische Erkrankungen im Zeitalter der Penizillintherapie an Bedeutung abnehmen,
- Herzrhythmusstörungen durch Antiarrhythmika therapeutisch besser angehbar werden und
- Herzinfarkte generell einer Heparinprophylaxe unterzogen werden [90].

Somit liegt die Emboliequelle in nur 10% der Fälle extrakardial. Hierbei handelt es sich um paradoxe Embolien, ausgehend von venösen Thrombosen, und um embolisch streuende Parietalthromben aus Aneurysmen [37]. Tumorembolien stellen wohl die seltenste Embolieform dar.

Zusammenfassend läßt sich somit sagen, daß kardiale Vorerkrankungen die führende Rolle in der Pathogenese der Mesenterialembolie spielen. In fast allen Fällen werden Vorhofflimmern, Rhythmusstörungen, koronare Herzerkrankungen mit oder ohne Infarkt als Vorerkrankung angeführt [88, 89]. Jedes akute Abdomen bei Patienten mit vorbestehender Herzerkrankung sollte daher an die Möglichkeit der Mesenterialarterienembolie denken lassen!

Charakteristisch für die Embolie ist der *akute* Verlauf, da die plötzliche arterielle Strombahnunterbrechung nicht durch die langsame Erweiterung der Kollateralgefäße aufgefangen werden kann. Eine Restversorgung durch das verlegte Arterienlumen erfolgt nicht, da der Embolus durch den Blutstrom so weit in die Peripherie gepreßt wird, wie es sein Durchmesser erlaubt. Schließlich wird er durch das sich verjüngende Gefäßlumen, durch Stenosierungen oder Wandunregelmäßigkeiten fixiert. Eine evtl. noch bestehende kleine Restdurchgängigkeit wird innerhalb kurzer Zeit zusätzlich thrombotisch verlegt [55].

3.2 Arterielle Thrombose

Die arterielle Thrombose der A. mesenterica superior soll seltener als Ursache der akuten Ischämie beobachtet werden; nach Vollmar [112] in ca. 20–30% der Fälle. In der vorliegenden Literatur schwanken die Zahlenangaben über die Häufigkeit jedoch zwischen 10 und 85%, wahrscheinlich bedingt durch die z. T. geringen Fallzahlen einzelner Autoren. Diese Angaben scheinen sich in den letzten Jahren zu wandeln. Mit Zunahme des Arterioskleroserisikos unserer Gesellschaft nimmt in den letzten Jahren auch die arterielle Thrombose der Mesenterialgefäße zu. Sie spielt also heute in der Pathogenese der Mesenterialarterienthrombose die führende Rolle [45].

Arteriosklerotische Veränderungen werden an allen 3 Viszeralarterien, bevorzugt am Abgang aus der Aorta, beobachtet [32, 43], wobei wiederum die A. mesenterica superior mit 73% weitaus am häufigsten befallen ist [32]. Mehr als ⅔ der Thrombosen sind im Hauptstamm der A. mesenterica superior innerhalb der ersten 2–4 cm entsprechend der häufigsten Lokalisation arterio-sklerotischer Plaques lokalisiert. Nur ⅓ der Thrombosen wurde in kleinen peripheren Gefäßen gefunden [45], obwohl Thrombosen auf dem Boden entzündlicher Erkrankungen gerade hier wiederum typisch sind [77, 120].

Die Folge ist im Fall eines zentralen Verschlusses eine entsprechend weiter ausgedehnte Ischämie als bei einem kleinen Embolus, der evtl. bis in eine periphere Aufteilung schwimmt, oder einer peripheren Thrombose, die dort nur einen kleinen segmentalen Ausfall bewirken [90].

Weitere Ursachen für akute Mesenterialarterienthrombosen können Aortenaneurysmen sein, die die Abgangsstelle der Viszeralarterien komprimieren. Auch das Aneurysma dissecans mit konsekutiver Verlegung der A. mesenterica superior führt zur Darmischämie. Seltenere Ursachen stellen entzündliche Erkrankungen der Viszeralarterien dar; in erster Linie die Endangiitis obliterans, die Periarteriitis nodosa, der Lupus erythematodes und andere Kollagenosen. Auch eine fibromuskuläre Hyperplasie oder die Kompression der Mesenterialarterien von außen durch Tumoren oder Blutungen können gelegentlich thrombotische Gefäßverschlüsse verursachen [112, 120]. Die akut-traumatische arterielle Thrombose scheint eher zuzunehmen.

An eine akut-arterielle Thrombose ist in allen Fällen von Mesenterialischämie zu denken, wenn bereits vorher eine Claudicatio intermittens, koronare Herzerkrankung oder eine zerebrovaskuläre Insuffizienz vorlag. Bestanden schon in der Anamnese stenosebedingte postprandiale Beschwerden mit Gewichtsverlust, Malabsorption oder Stenosegeräusche im Bauchraum, ist eine arterielle Thrombose als Ursache eines Darminfarkts hochwahrscheinlich [120]! Ein arterieller Verschluß auf dem Boden einer thrombotischen Strombahnverlegung tritt somit in der Regel nicht plötzlich auf. Vielmehr entwickelt sich die Stenose allmählich durch stetige Anlagerung thrombotischen Materials bis zum kompletten Verschluß. Anfänglich ist der Ruhekreislauf u. U. noch ausreichend, während bei gesteigertem Blutbedarf die vaskuläre Insuffizienz unter dem Bild einer Angina visceralis manifest wird. Unter Ausbildung von angiographisch nachweisbaren Kollateralen über die A. pancreaticoduodenalis und die A. mesenterica inferior kann die Stenose lange kompensiert werden. Wenn jedoch durch *plötzliche* Zunahme der Thrombose oder kritische Herabsetzung des Herzzeitvolumens eine ausreichende Sauerstoffversorgung der Darmwand nicht mehr gewährleistet wird, kommt es zur Nekrose, da bei plötzlicher Unterbrechung der Blutbahn die Kollateralen den Anforderungen der Strombahn nicht genügen [90].

3.3 Venöse Thrombose

Die Mesenterialvenen sind wesentlich seltener von akuten Verschlüssen betroffen als die Arterien [120]. Jackson [45] fand in seinen Untersuchungen bei 33% eine venöse Ursache, während in den übrigen Statistiken die Häufigkeit der Mesenterialvenenthrombose als Ursache von Darminfarkten weit unter 20% angegeben wird [77]. In vielen Fällen läßt sich intraoperativ jedoch nicht sicher entscheiden, ob primär eine arterielle oder eine venöse Ursache für die Blockade des Blutzuflusses verantwortlich war. Vielmehr kommt es bei arteriellen Verschlüssen zur Stase im venösen Abflußgebiet und umgekehrt, so daß die stark divergierenden Häufigkeitsangaben verständlich werden [94].

Verschlüsse der Mesenterialvenen sind meist im Bereich der V. mesenterica superior und ihrem Quellgebiet lokalisiert, während die V. mesenterica inferior sehr selten betroffen ist und deshalb fast nie Anlaß zu klinischen Fragestellungen gibt [71].

Mesenterialvenenthrombosen entstehen häufiger in kleinen Venen als in großen Ästen [71]. Während sich die Symptome bei Verschlüssen kleinerer Gefäße langsam und beschwerdearm ausbilden, entsteht bei akuter Thrombose der V. mesenterica superior und der Pfortader ein ähnlich heftiges klinisches Bild wie bei der akuten arteriellen Embolie [71, 112, 120].

Prädisponierend sind alle Zustände, die mit Veränderungen der portalen Strömungsgeschwindigkeit oder Blutzusammensetzung einhergehen.

Ätiologisch findet sich deshalb in über 90% der Fälle eine Vorerkrankung im Quellgebiet der Pfortader [112].

So kommt die Mesenterialvenenthrombose nach Laparatomien, stumpfem Bauchtrauma, entzündlichen Prozeßen wie Pankreatitis und Appendizitis sowie Divertikulitis und Abszessen vor. Weitere Ursachen können Gerinnungsstörungen und/oder Viskositätsänderungen des Blutes bei Polycythaemia vera, bei Zustand nach Splenektomie, bei Tumoren und Leukosen sein.

Unter den 10 Patienten von Ottinger u. Austen [77] mit Darminfarkt durch Mesenterialvenenthrombose hatten 5 eine Leberzirrhose, bei denen die Thrombose der V. mesenterica superior von der Pfortader ausgegangen war. Auch bei chronisch-posthepatischem Block kann es terminal zu einer Pfortader- oder Mesenterialvenenthrombose mit Darminfarkt kommen [77].

Nach Ungeheuer u. Eisenbach [110] kann sich auch nach Splenektomie aus dem thrombosierten Milzvenenstumpf eine Pfortader- oder Mesenterialvenenthrombose entwickeln.

In den letzten Jahren wurde die langzeitige Einnahme von Ovulationshemmern mit der Mesenterialvenenthrombose in Zusammenhang gebracht [17, 116]; hier waren meist kleine Venen thrombosiert.

In vielen Fällen läßt sich jedoch keine eindeutige Ursache der Mesenterialvenenthrombose eruieren. Vollmar fand bei 20–25% der Fälle keine exakte Ätiologie [112].

3.4 Non-okklusive Ischämie

Dieses Krankheitsbild wurde erstmals 1958 von Ende beschrieben [27]. Dieser sog. funktionelle Gefäßverschluß mit Ischämie des Darms ohne direkte Verlegung des Gefäßlumens scheint an Häufigkeit zuzunehmen. Bei Jackson [45] lag 1963 die Häufigkeit noch bei 12%, Bergan [5] gibt 1975 schon 20% non-okklusive Darmischämien an, Ottinger u. Austen 1967 sogar 50% (von 136 Fällen!) [77]. Larsen [53] beobachtete in den Jahren 1961–67 ein deutliches Überwiegen des „funktionellen Verschlusses": er fand 43 non-okklusive Fälle und nur 27 obstruktivbedingte Infarkte. Möglicherweise liegt die scheinbare Zunahme dieses Krankheitsbildes an der verbesserten klinischen und bildgebenden Diagnostik oder an einem selektierten geriatrisch-kardiologischen Krankengut.

Pathogenetisch liegt die Ursache des non-okklusiven Verschlusses meist in der protrahierten Hypozirkulation [53, 112, 120]. Die Mehrzahl der Patienten hat kardiale Erkrankungen, die mit verminderter Auswurfleistung einhergehen (sog. Low-output-Syndrom). Gleichzeitig bestehen Zeichen allgemeiner Arteriosklerose mit Beteiligung großer und kleiner Mesenterialgefäße [29, 120].

Daneben wird eine langandauernde Hypotension im Splanchnikusgebiet während eines Schocks auf dem Boden von Sepsis, Blutung, Verbrennung oder Myokardinfarkt als Ursache angeschuldigt [7, 53]. Eine Hämokonzentration mit erhöhter Blutviskosität und konsekutiver Minderperfusion des Darms tritt als weitere mögliche Ursache hinzu. Sharefkin [97] verweist auf 2 eigene Beobachtungen nach massiver Diuretikatherapie und konsekutiver Hämokonzentration. Häufig wurde in der Literatur über Nebenwirkungen oder Überdosierung bestimmter Medikamente (Digitalis, Octapressin, Penicillin, Ergotamin, Barbiturate und Methysergid) berichtet, die auf toxischer oder allergischer Basis eine Vasokonstriktion im Splanchnikusgebiet auslösen und das klassische Bild eines Mesenterialinfarkts hervorrufen können. Auf den Zusammenhang zwischen Digitalistherapie und non-okklusivem Infarkt wird immer wieder nachdrücklich hingewiesen [7, 40, 47, 53, 96].

Hess u. Stucki [40] und Lorenz et al. [60] berichten über Patienten mit Digitalisintoxikation und non-okklusiver Darmgangrän, die angiographisch und autoptisch bzw. intraoperativ bestätigt wurden; andere Ursachen wie Schock und Herzinsuffizienz konnten ausgeschlossen werden.

Daß Digitalis als auslösender Faktor bei non-okklusiver Ischämie eine Rolle spielt, wurde auch tierexperimentell gesichert; so konnte bei Hunden und Affen eine Abnahme des Mesenterialblutflusses und eine Zunahme des Gefäßwiderstands beobachtet werden [96]. Strecker [104] sicherte an Hunden nach Strophantingabe eine Vasokonstriktion mit Widerstandserhöhung und vermindertem Blutdurchfluß in kleinen und mittleren Mesenterialgefäßen, aus der eine Minderdurchblutung mit Ischämie und die Ausbildung eines Darminfarkts resultierte.

Bei den meisten Patienten mit non-okklusiver Ischämie wirken mehrere Faktoren zusammen: herzinsuffiziente Patienten werden mit Digitalis und Diuretika behandelt; die gleichzeitige Arteriosklerose der Mesenterialgefäße wird als Ursache verminderter Anpassungsfähigkeit des mesenterialen Gefäßsystems im Lauf einer Hypotension gedeutet [53, 120].

Klinische und physikalische Untersuchungsbefunde sind – wie von Britt u. Cheek beschrieben [12] – in Tabelle 4 zusammengefaßt.

Die Verteilung der ischämischen und nekrotischen Darmbezirke ist der Ursache entsprechend nicht regionär wie bei Verschlüssen einzelner Arterien. Die ischämischen Bezirke sind unregelmäßig begrenzt und wechseln mit Abschnitten scheinbar gesunden Darms ab, so daß die gezielte Resektion eines Darmabschnitts meistens unmöglich ist.

In etwa 80% der Fälle ist der non-okklusive Infarkt auf das Versorgungsgebiet der A. mesenterica superior begrenzt, in den übrigen Fällen ist der gesamte Gastrointestinaltrakt vom Magen bis zum Rektum betroffen [53]. Gelegentlich wurden Beteiligungen anderer Abdominalorgane wie Leber, Milz und Nieren beschrieben.

Die akut vorgenommene chirurgische Intervention kann die hohe Letalität dieses Krankheitsbildes (> 90%) nicht vermindern [9], da die vaskuläre Ursache nicht chirurgisch beseitigt werden kann. Darüber hinaus wird die insuffiziente

12

Tabelle 4. Klinische Befunde bei non-okklusiver Ischämie. (nach Britt u. Cheek [12])

Anamnese	n	[%]
Digitalistherapie	15	94
Linksherzinsuffizienz	14	87
Initialschmerz	10	63
Kolikartiger Schmerz	10	63
Meläna	8	50
Gewichtsverlust	6	38
Physikalische Untersuchungsbefunde	n	[%]
Druckschmerz	15	94
Verminderte Peristaltik	11	69
Dehydratation	11	69
Darmblähung	9	56
Blutdruckabfall	2	13
Gesamt	16	100

Perfusion des Darms durch Anästhesie und operative Manipulation weiter verschlechtert. Die initiale Therapie nach angiographischer Erkennung dieses Krankheitsbildes sollte auf einer Verbesserung der kardiovaskulären Situation abzielen. Eine Laparatomie nach 24–48 h dient der Diagnostik nichtvitaler Darmabschnitte und ihrer Resektion [19].

4 Pathophysiologie der akuten Darmischämie

4.1 Die ischämische Toleranzzeit

Grundlegende Untersuchungen durch Cohnheim [18] erfolgten schon im Jahre 1872, die Ergebnisse sind bis heute gültig. Danach ist die hämorrhagische Infarzierung eine Kombination aus Nekrose und venöser Anschoppung. Bei Verschluß der kleinsten Äste der A. mesenterica superior jenseits der arkadenartig verbundenen Anastomosen erfolgt eine Einblutung in die Darmwand durch Rückfluß des Blutes in die klappenlosen Venenäste der V. mesenterica superior, die sich durch Rückstau aus der V. portae füllen. Diese Tatsache, die besonders extrem beim Hund als Versuchstier zu beobachten ist, wird auf die Rückwirkung der im Schock vorliegenden „Leberausflußsperre" als Folge der Kontraktion postsinusoidaler Sphinkteren zurückgeführt. Diese „Leberausflußsperre" wird sowohl beim Hund als auch beim Menschen beschrieben [8, 72].

Das pathophysiologische Substrat des akuten Mesenterialinfarkts stellt die plötzlich verminderte Blutversorgung mit relativer oder absoluter Ischämie dar. Es ist dabei gleichgültig, ob die Ischämie Folge eines arteriellen oder venösen Verschlusses oder einer prolongierten Minderperfusion des Darms z. B. im Schock oder bei Herzinsuffizienz ist. Das Endresultat ist immer eine hämorrhagische Nekrose [18, 55, 94, 120].

Wie nuklearmedizinische Untersuchungen zeigten [34], läßt sich der Anteil der Blutdurchströmung des Darms zu zwei Dritteln der Mukosa und Submukosa, zu einem weiteren Drittel der Muskularis zuordnen. Mukosa und Submukosa reagieren deshalb am empfindlichsten auf die Ischämie. Nach tierexperimentellen Untersuchungen sind erste mitochondriale Veränderungen elektronenmikroskopisch bereits nach einer Ischämiedauer von 5 min nachweisbar [14].

Marston [61] stellte lichtmikroskopisch 1 h nach Ligatur der A. mesenterica superior bei Hunden erste Zeichen der Zelldegeneration fest. Um ausgedehntere Zellveränderungen nachzuweisen, waren mehrere Stunden Ischämiedauer Voraussetzung. Mavor [63] beobachtete bereits 6 h nach Ligatur eine irreversible Infarzierung des Darms.

Diese Zeiten sind auf menschliche Verhältnisse nur bedingt übertragbar, zumal nicht immer ein vollständiger Verschluß vorliegt. Durch ein noch partiell offenes Lumen oder vorbestehende Kollateralen kann eine Restdurchblutung und damit ein gewisser Erhaltungsstoffwechsel über Stunden und Tage gewährleistet sein.

14

Die ischämische Toleranzzeit des Darms liegt beim Menschen nach Vollmar [112] in Abhängigkeit von der Qualität kollateraler Gefäßbrücken zwischen 3 und 6 h, wobei die einzelnen Darmwandschichten – wie schon gesagt – eine unterschiedliche Reaktion auf die Ischämie zeigen.

Aber auch nach Überschreiten der 6-h-Grenze ist eine partielle oder vollständige Erholung des Darms noch möglich. Dies zeigen erfolgreiche Embolektomien aus der A. mesenterica superior 12–24 h nach einem akuten Verschlußereignis [38, 50, 68, 77, 98]. Andere Autoren fanden noch 25–96 h nach Symptombeginn lebensfähigen Darm vor und führten erfolgreiche Embolektomien durch [2, 21, 31, 51, 127].

Diese Beobachtungen stellen jedoch Ausnahmen dar und lassen sich nur durch die Tatsache erklären, daß ein Restlumen oder präformierte Kollateralen für noch ausreichende Blutversorgung des Darms sorgten [117].

4.2 Auswirkung der Ischämie auf die Darmwand

4.2.1 Frühphase

Die Verminderung des Sauerstoffangebots hat zunächst eine Umstellung des Zellstoffwechsels auf anaerobe Glykolyse und damit eine metabolische Azidose zur Folge. Diese führt wiederum zu einer verminderten Ansprechbarkeit des Gefäßsystems auf Katecholamine und damit zur Hypotension, zur Eröffnung präkapillärer Sphinkteren, zur Ödembildung und zum Kaliumverlust aus den Zellen.

Wie schon beschrieben, reagieren die einzelnen Darmschichten unterschiedlich auf die Ischämie. In den ersten 2 h wird zuerst die Mukosa geschädigt [80, 94, 105, 120]. Die Mukosazellen verlieren ihre Fähigkeit, Schleim und Sekret zu produzieren und damit ihren natürlichen Schutz. Pathologisch-anatomisch kommt es zu Schleimhautulzerationen und Blutungen in die Mukosa. Die Mukosazellen werden durch intraluminale Enzyme angedaut und damit permeabel für Bakterien, Toxine und andere toxische Substanzen [11, 120]. Bounous [11] wies tierexperimentell nach, daß die Pankreasenzyme Trypsin und Chymotrypsin neben Elastase für die Andauung der Darmwand verantwortlich sind; diese Phänomene konnten durch Trasylolspülung des Darms teilweise verhindert werden.

Die intakte Darmwand ist für Bakterien nicht durchlässig; erst nach Zellschädigung kommt es zur Durchwanderung durch Bakterien, die dann in der Peritonealflüssigkeit nachgewiesen werden können [11, 94]. Stase und lokaler Sauerstoffmangel führen im Darmlumen zur massiven Keimvermehrung mit Endotoxinfreisetzung, deren Neutralisation bisher unmöglich ist. Prophylaktisch wirken die Darmentkeimung, die Verbesserung der Durchblutung und der O_2-Versorgung [99]. Shute [99] zeigte tierexperimentell an Hunden, daß intraluminal eingebrachter Sauerstoff die Mortalität der Versuchstiere nach Ligatur der A. mesenterica superior entscheidend senkt.

Die vermehrte Permeabilität der Darmwand für Bakterien und Toxine bewirkt einen signifikanten Anstieg der Leukozyten [37, 85, 94, 112]. Darüber hinaus führt der Sauerstoffmangel des Darms zur Freisetzung biogener Amine – Histamin, Tryptamin und Serotonin –, die eine lokal schädigende Wirkung auf die Mukosa und die Gefäße zeigen. Histamin wirkt lokal gefäßerweiternd und permeabilitätssteigernd. Serotonin steigert die Motilität des Dünndarms. Serotonin und 5-Hydroxy-Tryptamin lösen die sofort nach Ligatur auftretenden Darmspasmen aus [48].

Circa 1–2 h nach Ligatur der A. mesenterica superior wird die Dünndarmwand für hochmolekulare Substanzen mit einem durchschnittlichen Molekulargewicht von 60000 durchlässig und es kommt zum Darmwandödem. Dieser Albuminverlust trägt darüber hinaus zur Entwicklung des Schocks bei und läßt sich nur durch Verwendung höhermolekularer Substanzen zur Volumensubstitution ersetzen [101].

Durch gleichzeitig verminderten Lymphabfluß wird das Darmwandödem weiter verstärkt, der Sauerstofftransport weiter behindert und in gleicher Weise die Gasresorption aus dem Darmlumen gestört. Der Flüssigkeitsverlust durch das Darmwandödem ist besonders bei massiver Infarzierung Ursache der sich entwickelnden Exsikkose und Hypovolämie [94].

4.2.2 Intermediärphase

Im weiteren Verlauf der Ischämie werden nach der Mukosa auch die übrigen Wandschichten geschädigt, Submukosa und Muskularis zeigen eine ödematöse und hämorrhagische Durchtränkung. Mit zunehmender Ischämie führen der Laktatanstieg, der verminderte Quotient von extra- und intrazellulärem Kalium und die zunehmende Distension des Darms nach initialer Hyperperistaltik zum Kontraktionsverlust des Darms, die Peristaltik kommt somit gänzlich zum Erliegen [6, 8, 48].

Die zunehmende Flüssigkeitsansammlung im Darmlumen und die Gasbildung mit Blähung des Darms sowie das fortschreitende Wandödem vermindern die schon gestörte Darmwanddurchblutung weiter [94, 112].

4.2.3 Spätphase

In der Spätphase der Ischämie kommt es zur hämorrhagischen Infarzierung aller Wandschichten mit nachfolgender Infektion der Nekrose, der Gangrän. Es entwickelt sich eine Durchwanderungsperitonitis mit blutigem Transsudat im Peritonealraum [38, 94, 112].

4.3 Auswirkung der Ischämie auf den Gesamtorganismus

Nicht nur lokale Schädigungen der Darmwand, sondern auch hämodynamische Rückwirkungen auf den Gesamtkreislauf tragen zum schnellen Fortschreiten des Prozesses bei.

Durch das z. T. ausgedehnte Ödem der Darmwand sowie durch exzessiven Plasmaverlust in das Darmlumen entsteht eine Hypovolämie; der Volumenverlust kann bis zu 50% des gesamten Blutvolumens betragen [61, 62, 92].

Es kommt durch Hämokonzentration zum initialen Anstieg von Hämoglobin und Hämatokrit über 20 g% bzw. 55–70% [79], dann, als Zeichen der Blutung in die Darmwand und ins Lumen, zum simultanen Abfall beider Werte.

Die lokale Ischämie führt zur Azidose, die als Frühsymptom gewertet werden kann [13, 46, 85].

Vyden et al. [114, 115] fanden im Tierexperiment in den koronaren, renalen und zerebralen Gefäßen nach Ligatur der A. mesenterica superior eine Widerstandserhöhung mit Abnahme des Blutdurchflusses.

Durch zunehmende Darmblähung kommt es zur intraabdominellen Druckerhöhung mit Zwerchfellhochstand und Atembehinderung. Die beginnende Ateminsuffizienz verschlechtert die schon minimale Sauerstoffversorgung des Darms weiter, darüber hinaus die der Niere, des Hirns und des Herzmuskels.

Dieser Circulus vitiosus führt bei fehlender therapeutischer Intervention in einen irreversiblen Schockzustand und den Exitus letalis im allgemeinen Herz-Kreislauf-Versagen [6].

5 Tierexperimentelle Untersuchungen

Obwohl es nach anatomischen Studien im Bereich der kleineren Arterien von Jejunum und Ileum geringe Unterschiede in der Gefäßanatomie von Mensch und Hund gibt, ist der Hund wohl das geeignetste Versuchstier, um radiologisch Darmwandveränderungen nach Gefäßligatur zu demonstrieren.

5.1 Versuchsanordnung

Die Versuche wurden an 17 Bastardhunden beiderlei Geschlechts mit einem Gewicht von 25 ± 3 kg in Narkose durchgeführt.

Nach Prämedikation mit 20 mg Valium i.m. und 0,5 mg Scopolamin s.c. wurde die Narkose mit 20 mg Nembutal ad us. vet. pro kg KG eingeleitet und eine Trachealintubation durchgeführt. Die Narkose wurde dann mit ca. 1 mg Nembutal pro kg KG in fraktionierten Dosen nach Wirkung bis Versuchsende aufrechterhalten. Die Versuchsdauer nach Ligatur betrug 3–23 h. Zum Zweck der venösen Blutentnahme und der arteriell-blutigen Druckmessung mit einem Druckwandler (E 2044, Fa. Siemens) wurden nach Hautschnitt im Bereich des rechten vorderen Ellbogengelenks A. und V. brachialis aufgesucht, dargestellt und nach Anschlingen mit Venenkathetern katheterisiert. Dann wurde mit linksseitigem Rippenbogenrandschnitt laparatomiert und unter sterilen Bedingungen die A. mesenterica superior unmittelbar am Abgang der Aorta aufgesucht, dargestellt und doppelt ligiert. Abschließend wurde nach Absaugen des Pneumoperitoneums die Bauchdecke schichtweise wieder verschlossen.

Während der gesamten Versuchsdauer wurden in halbstündlichen Abständen folgende Laborwerte bestimmt:

– Leukozyten, Hämoglobin und Hämatokrit,
– Natrium und Kalium.

Je nach Versuchsdauer wurden 500–700 ml 5%iger Glukoselösung Flüssigkeitsersatz über den liegenden Venenkatheter appliziert, bei zunehmender Schocksymptomatik zusätzlich 250 mg Solu-Decortin und 1 Amp. Dopamin sowie bis zu 500 ml 6%iger Dextranlösung.

5.2 Röntgenuntersuchungen

Vor Ligatur der A. mesenterica superior wurden Nativaufnahmen des Abdomens in Rückenlage im horizontalen und vertikalen Strahlengang angefertigt; nach Ligatur in stündlichen Abständen unter gleichen technischen Bedingungen.

Nach 3 h wurde eine Übersichtsaortographie zum Nachweis der vollständigen Ligatur der A. mesenterica superior und eine selektive Angiographie der A. mesenterica inferior durchgeführt, um eine evtl. vorhandene Riolan-Anastomose darzustellen.

Nach Versuchsende wurde der gesamte Dünn- und Dickdarm vom Duodenum bis zum Colon descendens entnommen, photographiert und Röntgenaufnahmen des an beiden Enden abgeklemmten Darmpräparats angefertigt, das direkt einer Kassette mit feinzeichnender Folie auflag.

Im Anschluß daran wurde ein F-7-Angiographiekatheter in die A. mesenterica superior eingebunden und mit wasserlöslichem Kontrastmittel (Conray 80) eine Präparatangiographie angefertigt. Abschließend wurden Abschnitte aus Jejunum und Ileum entnommen, in 50%igem Formalin und nach Bouin fixiert, mit Hämatoxilin-Eosin gefärbt und der histologischen Untersuchung zugeführt.

5.3 Versuchsergebnisse

5.3.1 Röntgennativuntersuchung

Bei der Auswertung der Nativaufnahmen in 2 Ebenen wurde auf folgende Röntgensymptome der intestinalen Ischämie und auf deren zeitliches Auftreten geachtet:

1) Vor Ligatur
   – Darmgasgehalt und -verteilung,
   – Dicke der Darmwand.
2) Nach Ligatur
   – „Gasarmes" oder „gasleeres Abdomen",
   – Darmwandverdickung mit Lumeneinengung und Distanzierung als Zeichen des Wandödems,
   – isolierte oder kombinierte Blähung von Darmabschnitten durch Gas- und Flüssigkeitsvermehrung mit Spiegelbildung auf der Aufnahme im horizontalen Strahlengang,
   – intramurale Gasansammlungen in einzelnen Darmschlingen in linearer oder bläschenförmiger Anordnung,
   – Gasansammlungen in den Mesenterialvenen oder in intrahepetischen Pfortaderästen.

Auf den Aufnahmen des exstirpierten Darmpräparats nach Versuchsende wurde nochmals die Darmwanddicke bestimmt und nach Gas in der Darmwand, den Mesenterialvenen und den intrahepatischen Pfortaderästen der exstirpierten Leber gefahndet.

5.3.1.1 „Gasarmes" oder „gasleeres Abdomen"

Bei 11 Hunden fand sich vor Ligatur eine normale, uncharakteristische Darmgasverteilung mit geringem Gasgehalt von Magen-, Dünn- und Dickdarm; Spiegelbildungen oder isolierte Gasblähungen einzelner Darmabschnitte waren nicht nachweisbar.

Bei diesen Versuchstieren trat während der ersten 3–4 h nach Ligatur in zunehmendem Maße ein gasarmes oder gasleeres Abdomen mit milchglasähnlicher Dichte und vermehrter Strahlenabsorption auf, hervorgerufen durch die Dünndarmentleerung infolge der sofort nach Ligatur auftretenden Hyperperistaltik mit Darmentleerung, die spastische Kontraktion der Darmwand und eine vermehrte Flüssigkeitssekretion in Darmwand und -lumen (Abb. 1 a–ç). Der

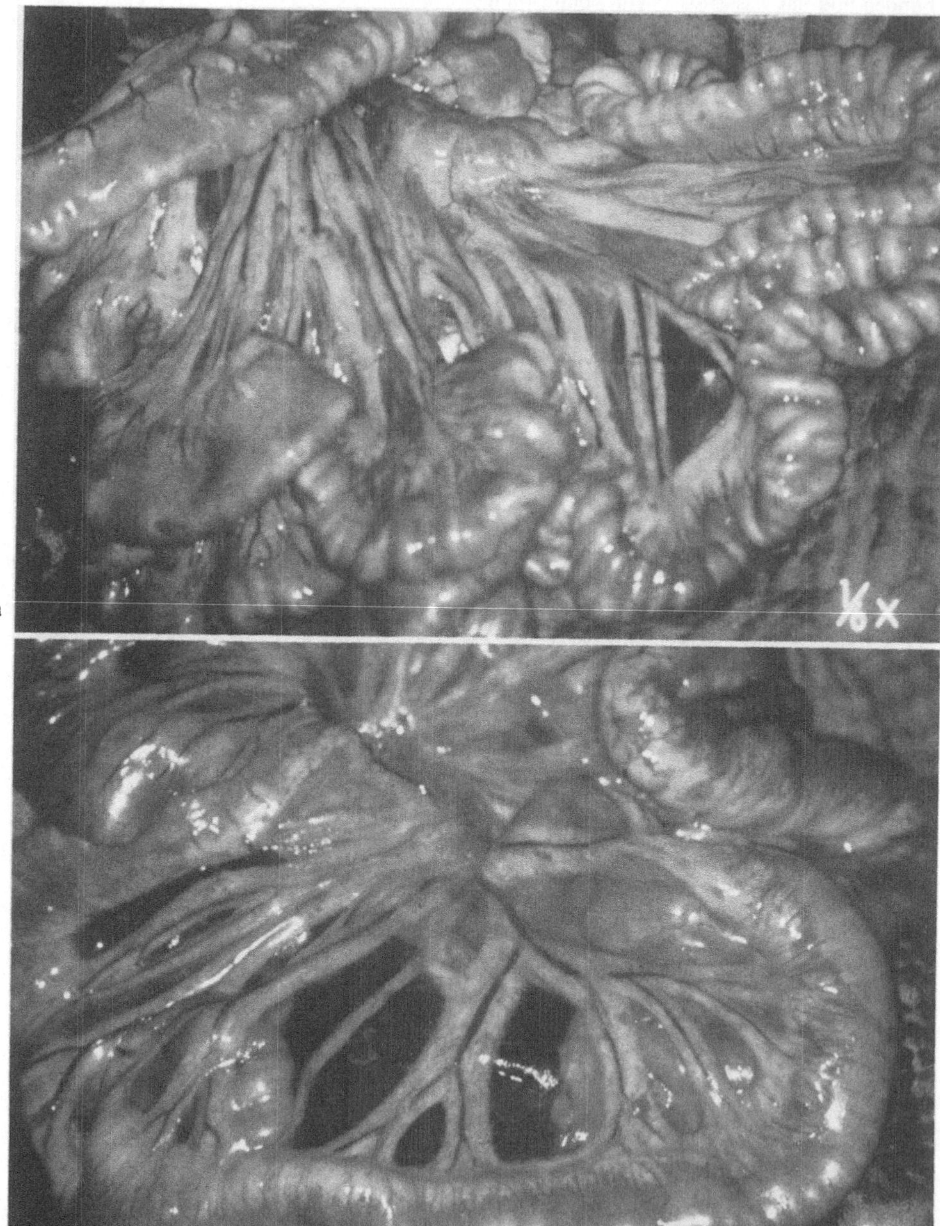

Abb. 1 a–d. Makrophotographie des vorgelagerten Darms eines Versuchstiers.

a Aufnahme 30 min nach Ligatur der A. mesenterica superior. Ausgeprägte Hyperperistaltik des Dünndarms mit Abblassen der Darmschlingen und maximalem Kontraktionszustand. Der Darm ist entleert.

b Aufnahme 1 h nach Ligatur. Rückbildung der Hyperperistaltik und Lösung des maximalen Kontraktionszustands der Darmmuskulatur. Schon zu diesem Zeitpunkt beginnendes Darmwandödem und beginnende Gasbildung

20

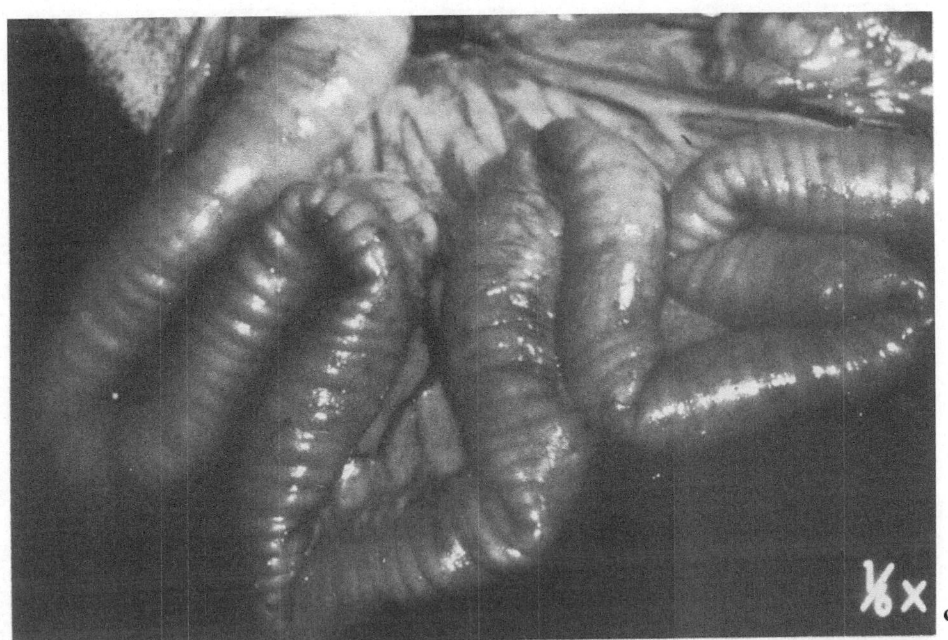

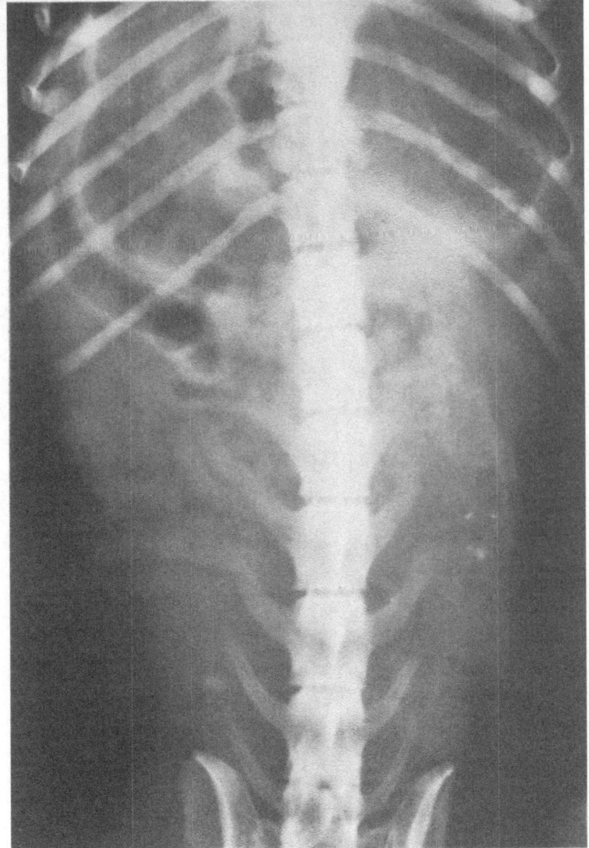

Abb. 1 c Aufnahme 2 h nach Ligatur. Fortschreitende Ödembildung in der Darmwand, deutlich ausgeprägt an den Biegungsstellen der Darmschlingen. Fortschreitende Distension des Darms durch Gasbildung.

d Abdomenübersicht in Rückenlage ca. 3 h nach Ligatur der A. mesenterica superior. Gasarmes Abdomen, deutliche Magenblähung. Milchglasähnliche Dichte im Mittelbauch mit ödematösen, entleerten Schlingen. Nur minimaler Gasgehalt im Lumen

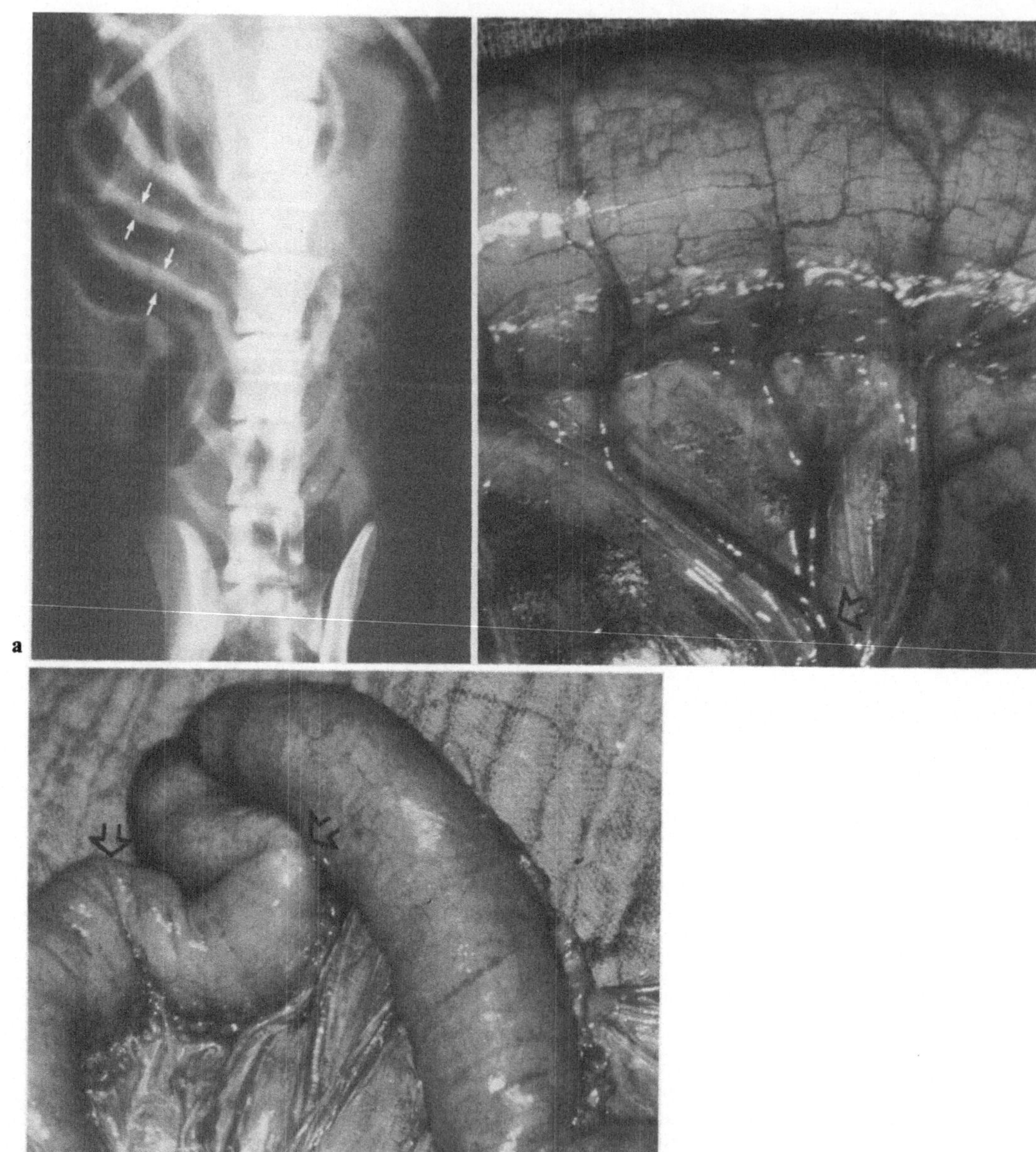

a

c

Abb. 2a–c

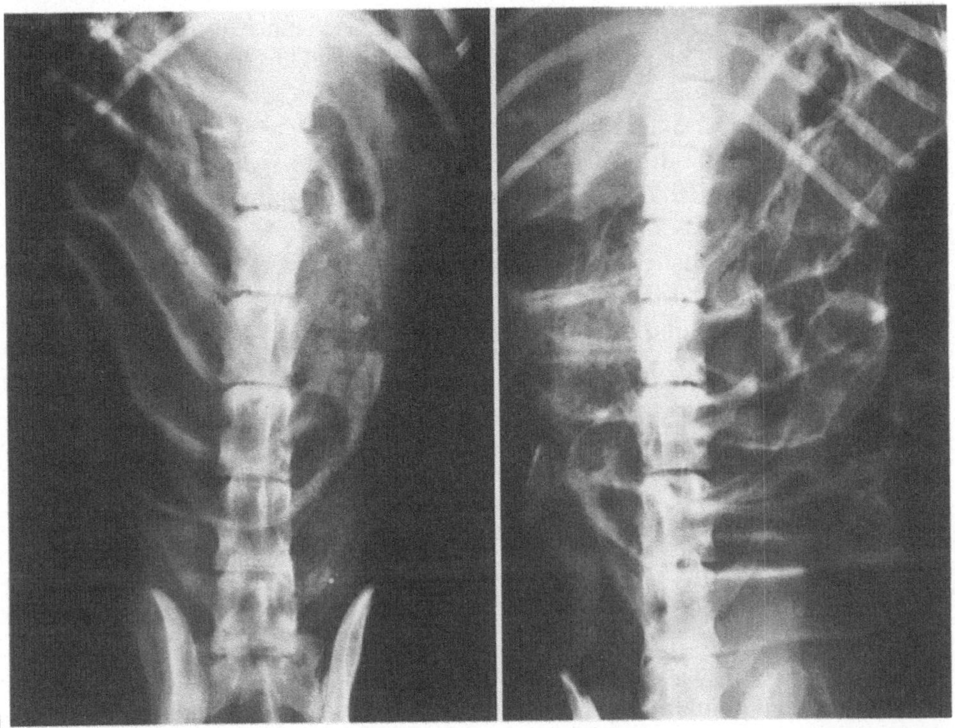

Abb. 2 a–e. Verlaufsserie bei einem Versuchstier mit einer Überlebenszeit von 15 h. Nicht abgebildet: Abdomenübersicht in Rückenlage vor Ligatur (vertikaler Strahlengang). Uncharakteristische Darmgasverteilung in Dünn- und Dickdarm, jedoch im Vergleich mit anderen Versuchstieren sog. „primär gasreiches Abdomen".

a 4 h nach Ligatur isolierte Dünndarmblähung mit ausgeprägter Darmwandverdickung und Distanzierung zu den ebenfalls ödematös angeschwollenen Nachbarschlingen *(Pfeile)*.

b Makrofoto am vorgelagerten Darm eines Versuchstiers ca. 5 h nach Ligatur. Deutliches Darmwandödem mit Gasblähung. Kollabierte Arterien, massiv gestaute Mesenterialvenen *(Pfeil)* durch Rückstau des Blutes aus der Pfortader.

c Darmwandverdickung am stärksten ausgeprägt an den Biegungsstellen des Darms *(Pfeil)*. Schon zu diesem Zeitpunkt (5 h nach Ligatur) petechiale Blutungen unter die Serosa.

d Zustand 8 h nach Ligatur der A. mesenterica superior. Fortschreiten der isolierten Dünndarmblähung (Pseudoobstruktion). Im Vergleich zu **a** deutliche Formveränderungen der Dünndarmschlingen mit Abnahme der vorbeschriebenen Wandverdickung bei jedoch noch signifikantem Wandödem. Zunahme des Schlingendurchmessers und des Bauchumfangs des Versuchstiers. Am vorgelagerten Darm des Versuchstiers zeigt sich ca. 11 h nach Ligatur ein hämorrhagisch infarzierter Dünndarm mit einzelnen subserös gelegenen Gasblasen.

e Übersichtsaufnahme 15 h nach Ligatur. Kombinierte Dünn- und Dickdarmblähung als Zeichen des paralytischen Ileus bei Durchwanderungsperitonitis. Linear angeordnete Gasansammlungen in der Darmwand. Weitere Zunahme des Bauchumfangs. Makroskopisch ist der Darm völlig nekrotisch, zeigt eine schmutzig-braune Verfärbung und multiple subseröse Gasblasen. Putrider Geruch. Hämorrhagischer Aszites in der Bauchhöhle

Transport von Gas und Darminhalt vom Dünn- und Dickdarm war durch die mäßig zunehmende Dickdarmfüllung röntgenologisch eindeutig demonstrabel.

Bei 6 Hunden lag bereits vor der Ligatur aus ungeklärten Gründen ein vermehrter Gasgehalt ohne Spiegelbildung vor, wobei die Gasverteilung in Dünn- und Dickdarm uncharakteristisch war.

Hier ließ sich eine durch Hyperperistaltik bedingte signifikante Abnahme des Dünndarmgasgehalts mit zunehmender Dickdarmblähung nachweisen, so daß ein „gasarmes" Abdomen resultierte.

Bei diesen Versuchstieren trat jedoch infolge des primär vermehrten Gasgehalts die Darmwandverdickung und Lumeneinengung der betroffenen Dünndarmschlingen früher und deutlicher hervor (Abb. 2 a–d).

5.3.1.2 Darmwandverdickung

Bei 16 Versuchstieren trat 3–5 h nach Ligatur eine zunehmende Wandverdikkung der Dünndarmschlingen mit Lumeneinengung des gasgefüllten Lumens und Separation vom gasgefüllten Lumen der Nachbarschlinge auf (Abb. 2 a–c) (1 Hund überlebte nur 3 h). Dieses Symptom war auf Aufnahmen in beiden Ebenen nachweisbar, trat aber auf der Aufnahme in Rückenlage am deutlichsten hervor.

Lag primär ein gasreiches Abdomen vor, war durch die Luftfüllung des Darmlumens die Zunahme der Wanddicke schon nach 3 h in beiden Ebenen nachweisbar, zunächst noch begünstigt durch ein Pneumoperitoneum, das trotz Absaugens der Luft nach Laparatomie noch zurückblieb (Abb. 2 a–c).

Die Wandverdickung mit Distanzierung vom Lumen der Nachbarschlingen war bis zu 10 h nach Ligatur sichtbar, zeigte nach diesem Zeitpunkt jedoch eine deutliche Abnahme mit zunehmender Dilatation der Schlingen durch vermehrte Gas- und Flüssigkeitsansammlungen im Darmlumen als Zeichen des Übergangs in den Zustand des paralytischen Dünndarmileus (Abb. 2 d, e).

5.3.1.3 Dünndarmpseudoverschlußbild (isolierte Dünndarmblähung)

Eine isolierte Dünndarmblähung mit Zunahme der Spiegel im horizontalen Strahlengang im Sinne des Dünndarmpseudoverschlußbildes trat bei allen Versuchstieren frühestens 6–7 h nach Ligatur als Folge der vermehrten Flüssigkeitssekretion und Gasbildung im Dünndarmlumen auf, spätestens nach 9 h (Abb. 2). Zur gleichen Zeit ließ die Peristaltik des Dünndarms immer mehr nach.

Der Zeitpunkt des Spiegelnachweises im Dünndarm war abhängig vom primären Gasgehalt vor Ligatur. Lag primär ein gasreiches Abdomen vor, waren Spiegel schon nach 5–6 h nachweisbar, bei gasleerem Abdomen frühestens nach 6–7 h.

5.3.1.4 Paralytischer Ileus

Mit zunehmender Ischämiedauer und bakterieller Durchwanderung der Darmwand trat bei allen 13 Versuchstieren, die länger als 9 h überlebten, ein paralytischer Ileus mit kombinierter Dünn- und Dickdarmblähung, Spiegeln und fehlender Darmmotilität auf; in 7 Fällen nach ca. 10 h, in 6 nach ca. 12 h (Abb. 2 d, e).

Simultan nahm nach ca. 10 h die vorbeschriebene ödematöse Wandverdikkung ab; die Symptome der Nativaufnahmen waren zu diesem Zeitpunkt nicht mehr von einem paralytischen Ileus anderer Genese zu differenzieren.

5.3.1.5 Intramurale Gasansammlungen

Bei allen Versuchstieren, die länger als 10 h überlebten, trat intravital Gas in der Darmwand auf (Abb. 2 e).

Dieses Gas war auf Aufnahmen in beiden Ebenen als linear angeordnete Bläschenkette in der Darmwand subserös zu erkennen (Abb. 2 e); auf den Nativaufnahmen frühestens nach 12–13 h, auf den Präparatangiographien schon nach 10 h (Abb. 3 c).

Intramural nachweisbares Gas trat zeitlich vor intravasalen Gasansammlungen auf.

5.3.1.6 Intravasale Gasansammlungen

Intravasal gelegenes Gas war auf allen Präparatradiographien 12 h nach Ligatur als perlschnurartige Gasblasenkette oder als kompletter Gasausguß der Mesenterialvenen nachweisbar (Abb. 3 c).

Die Identifikation auf Nativaufnahmen war wegen Überlagerung durch geblähte Darmschlingen nur in 7 Fällen im Verlauf der V. mesenterica superior sichtbar (Abb. 2).

Auch der Nachweis von intrahepatischem Gas in Ästen der Pfortader war durch die Überlagerung des gasgeblähten, dilatierten Magens schwierig; auf der Präparatradiographie der exstirpierten Leber jedoch immer möglich, vorwiegend im Lobus dexter lateralis (Abb. 3 d).

5.3.2 Präparatangiographie

Die nach Entnahme des Darmpräparats zum Versuchsende über einen in die A. mesenterica superior eingebundenen 7-F-Katheter durchgeführten Präparatangiographien zeigten schon 3 h nach Ligatur eine generalisierte Engstellung aller Rami jejunales und ilei sowie der Aa. arcuatae und Vasa recta (Abb. 4 a). Die Kapillaren waren zu diesem Zeitpunkt frei durchgängig, und es resultierte eine regelrechte Füllung der ebenfalls enggestellten Venen.

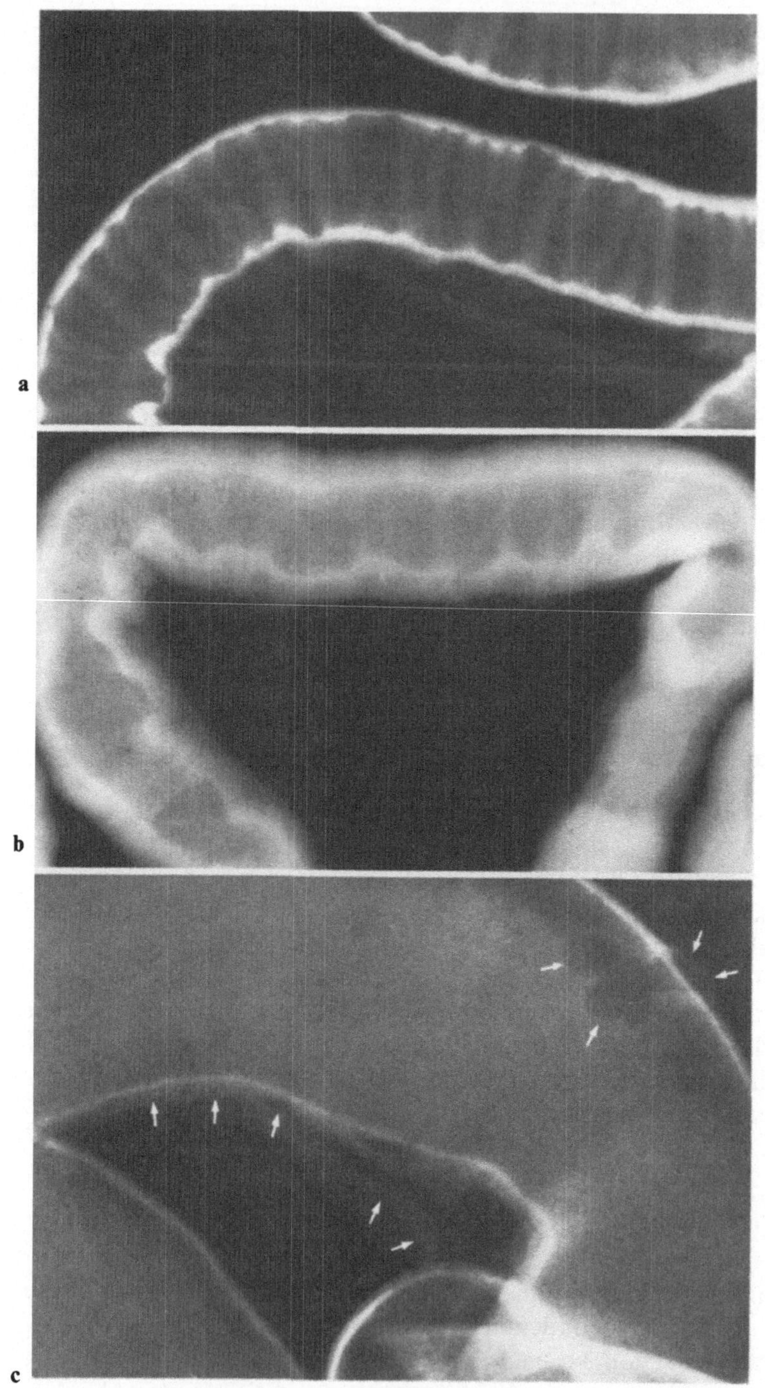

Abb. 3a–c

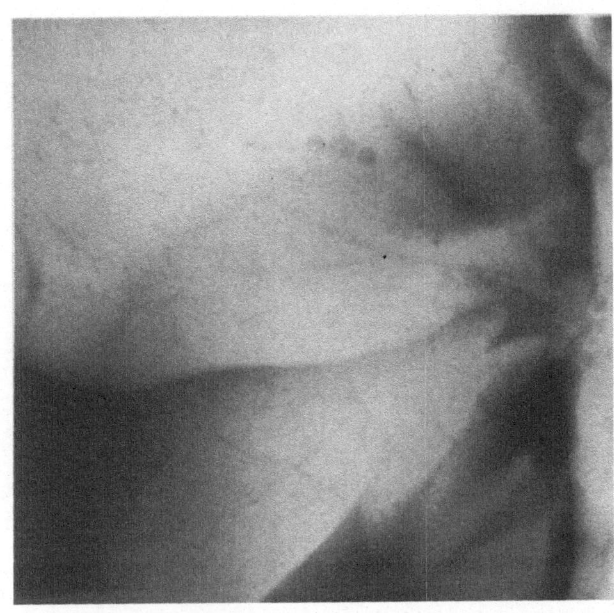

d

Abb. 3 a–d. Präparatradiographie am exstirpierten Dünndarm
a Kontrolltier ohne Ligatur der A. mesenterica superior. Normale Breite der Darmwand.
b Ödematöse Wandverdickung 5 h nach Ligatur der A. mesenterica superior. Verlust der Faltenzeichnung und Konturumkehr der Mukosa durch Ödem und intramurale Blutung („thumbprints").
c 16 h nach Ligatur. Darmwandverdickung nicht mehr nachweisbar; das Ödem ist abgeflossen. Ausgeprägte Gasblähung, subserös perlschnurartige und bläschenförmige Gasansammlungen intramural. Gasfüllung eines abführenden Mesenterialvenenasts.
d Gasfüllung intrahepatischer Pfortaderäste. Präparatradiographie der exstirpierten Leber 20 h nach Ligatur der A. mesenterica superior

Circa 4–6 h nach Ligatur zeigte sich eine fortschreitende Abnahme nicht nur des Gefäßdurchmessers, sondern auch der Zahl der dargestellten Gefäße (Abb. 4 a).

Nach 9 h kamen mit zunehmender Anoxämie deutliche Kaliberschwankungen von Arterien und Venen mit dilatierten zwischengeschalteten Abschnitten zur Darstellung (Abb. 4 b).

Nach 12 h kam es zu farnähnlich konfigurierten Kontrastmittelextravasaten, die jedoch auf die Areale neben den kleinen Wandarterien beschränkt blieben (Abb. 4 c).

Zu diesem Zeitpunkt zeigt sich nur noch eine angedeutete Füllung der z. T. schon luftgefüllten Venen.

Nach 14 h kam es zu unregelmäßig und bizarr konfigurierten Kontrastmittelextravasaten in die Wand, eine venöse Gefäßfüllung konnte nicht mehr erzielt werden.

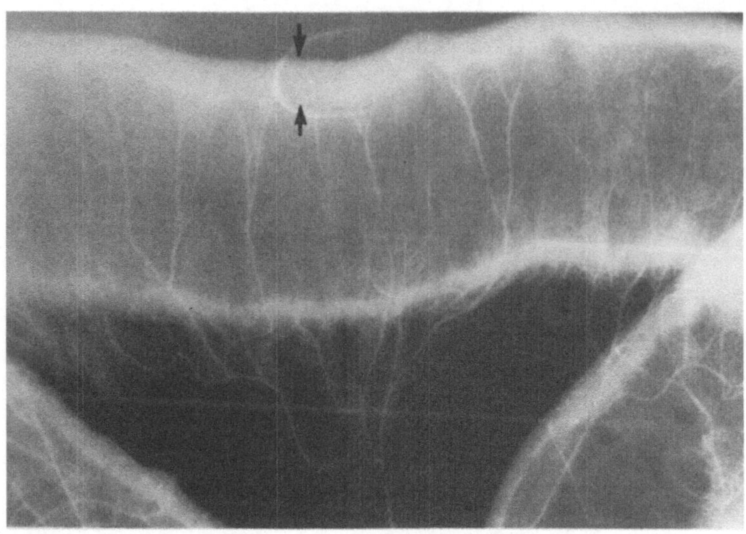

a

Abb. 4 a–c. a Präparatangiographie 4 h nach Ligatur; Darmwandödem *(Pfeile)*. Spasmus aller dargestellten Arterienäste mit Abnahme der Zahl der dargestellten Äste. Nur spärliche Venenfüllung.
b Präparatangiographie 10 h nach Ligatur. Deutliche Kaliberschwankungen der dargestellten Arterien im Mesenterium mit segmentaler Dilatation zwischengeschalteter Abschnitte *(Pfeile)*.
c Präparatangiographie 12 h nach Ligatur. Farnähnlich konfigurierte Kontrastmittelextravasate neben noch gefüllten, enggestellten kleinen Wandarterien. Keine Venenfüllung

5.3.3 Klinische und laborchemische Parameter

Während der gesamten Versuchsdauer wurde blutig der arterielle Blutdruck gemessen.
Der arterielle Mitteldruck betrug vor Ligatur 110–140 mmHg.[1]
1–2 h nach Ligatur kam es bei allen Versuchstieren zu einem signifikanten Blutdruckanstieg um
10–15 mm Hg; nach Rückkehr auf normale Werte zeigte sich dann ein konstantes Absinken der
Drücke, die zwischen der 6. und 8. Stunde einen Tiefpunkt zwischen 60 und 80 mm Hg erreichten.

Nur durch Gaben von Plasmaexpandern, Solu-Decortin und Dopamin konnte der arterielle
Mitteldruck auf 90–110 mm Hg angehoben werden, um dann nach 11–12 h therapieresistent bis
zum Tode langsam wieder abzusinken.

Die fortlaufende Messung von Hämatokrit und Hämoglobin ergab einen signifikanten Anstieg des Hämatokrit bis auf ein Maximum von 60–70% während der 7. und 8. Stunde nach Ligatur
als Zeichen dafür, daß die primär in die Darmwand als Ödem verlorene Flüssigkeit aus Plasma besteht; gleichzeitig erreichten das Darmwandödem im Röntgenbild und die Schocksymptomatik
ebenfalls ihren Höhepunkt.

Auch das Hämoglobin zeigte einen initialen Anstieg auf 20 g% bis zur 6. Stunde nach Ligatur
als Zeichen der Hämokonzentration. Nach einer Versuchsdauer von ca. 8 h fielen jedoch Hämatokrit-, Hämoglobin- und Blutdruckwerte durch ausgedehnte Hämorrhagien in die Darmwand, das
Darmlumen und das Mesenterium bei gleichzeitiger Flüssigkeitszufuhr durch Infusion ab.

Natrium- und Kaliumwerte im venösen Blut blieben über die gesamte Versuchsdauer bis auf
geringe, nicht signifikante Schwankungen normal.

Die Leukozyten zeigten nach Ausgangswerten zwischen 12000 und 18000 einen konstanten
Anstieg auf 30000–45000 zwischen der 10. und 12. Stunde, um von diesem Zeitpunkt an konstant
auf weniger als 50% dieser Maximalwerte abzufallen, auch hier als Zeichen der ausgedehnten Blutungen.

---

1 1 mmHg = 133,322 Pa.

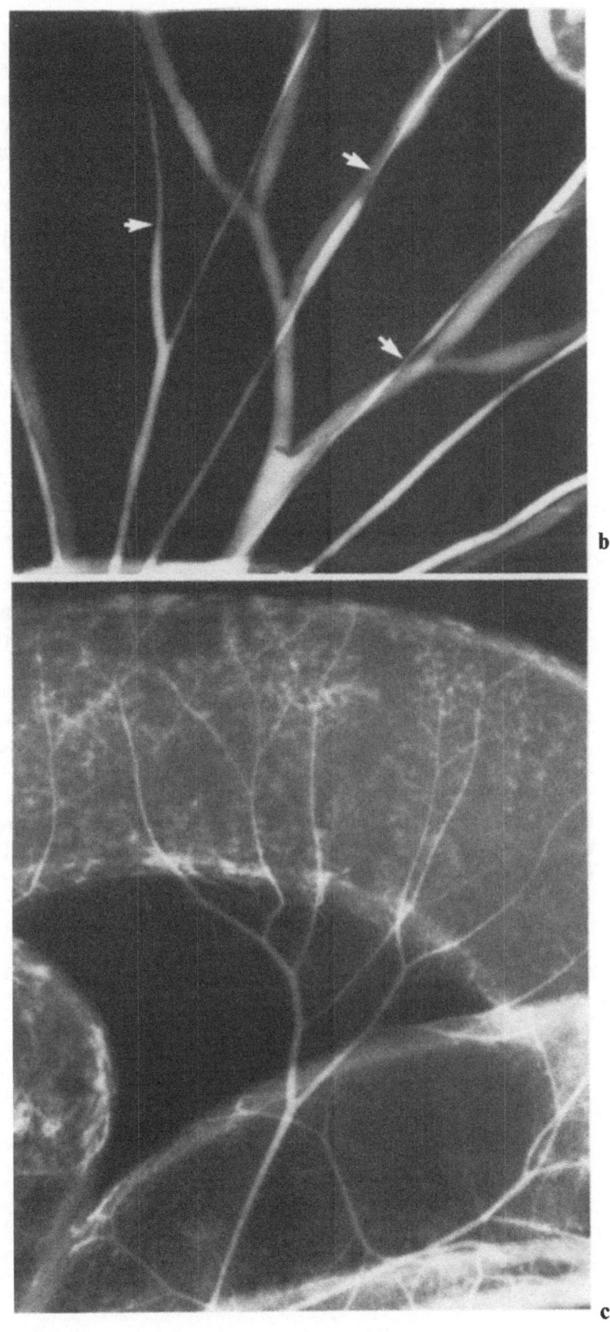

Abb. 4 b, c

5.3.4 Bakteriologische Untersuchungen

Vor endgültiger Entnahme von Darm und Leber zur Präparatradiographie und -angiographie wurden unter sterilen Bedingungen Proben aus Submukosa und Muskularis der Jejunum- und Ileumwand, aus abgebundenen Teilen gasgefüllter Mesenterialvenen sowie aus subserösen Gasblasen und der Leber gewonnen und anaerob bebrütet, um einen Überblick über das Spektrum der gasbildenden Anaerobier zu gewinnen, die die vorbeschriebenen intramuralen und intravasalen Gasansammlungen hervorrufen.

Sowohl in den Darmwandanteilen als auch im Mesenterialveneninhalt und im Lebergewebe ließen sich nach mehr als 10stündiger Versuchsdauer Clostridium perfringens und Bacteroides fragilis sowie z. T. andere Bacteroidesspezies nachweisen.

Die in Venülen aus A. und V. femoralis abgenommenen Blutproben waren nach 7tägiger anaerober und aerober Bebrütung steril, so daß eine Bakteriämie nicht vorlag.

5.3.5 Histologische Untersuchungen

In den ersten 12 h nach Ligatur der A. mesenterica superior zeigt die Mukosa von Jejunum und Ileum eine kontinuierliche Zunahme der Nekrose: Nach 3 h zeigen sich Zottennekrosen, die in ihrer Struktur teils noch erhaltenen Krypten weisen eine fortgeschrittene Nekrobiose der Zylinderepithelien auf.

Nach 9 h ist die Mukosa fast vollständig von der Nekrose ergriffen. Durch die ischämisch geschädigten Kapillaren kommt es zu ausgedehnten Blutungen in die Mukosa, woraus eine Verbreiterung der nekrotischen Schleimhautabschnitte resultiert. Entsprechend lassen sich Blutungen in das Darmlumen nachweisen.

Die Submukosa weist ein zunehmendes Ödem mit Ektasie der Gefäße auf. Die Muscularis propria ist zu diesem Zeitpunkt lichtmikroskopisch noch intakt.

14 h nach Ligatur ist die Schleimhaut insbesondere des Jejunums völlig nekrotisch, im Ileum sind einzelne Krypten noch schattenhaft erhalten.

In diesem Stadium der Ischämie, wo auch die Muscularis propria des Jejunums völlig und die des Ileums teilweise nekrotisch ist, besteht eine deutliche Verbreiterung der Wand durch Ödem, flächenhafte Blutungen und ödematös aufgelockerte Lymphfollikel im Ileum. 18–20 h nach Ligatur ist diese Wandverbreiterung deutlich rückläufig.

Das arterielle und venöse Gefäßsystem zeigt während der gesamten Versuchsdauer bis zu 23 h nach Ligatur keine Hinweise für Thrombosierung.

6 Klinisch-radiologisches Konzept bei Diagnostik und Therapie akuter Darmischämien

Diesem Konzept liegt eine langjährige Erfahrung mit 101 Patienten, die akute oder protrahierte Verschlüsse der Mesenterialarterien und -venen erlitten, zugrunde.

Die Mehrzahl der Patienten erreicht die Ambulanz der medizinischen oder chirurgischen Klinik unter dem klinischen Erscheinungsbild des akuten Abdomens. Ziel der klinischen und radiologischen Untersuchung muß es sein, mit schnell durchführbaren und den meist schwerkranken Patienten wenig belastenden Untersuchungen die Differentialdiagnose einzuengen und den Patienten einer gezielten Therapie zuzuführen.

Die Prognose wird günstiger, wenn das Krankheitsbild während eines stationären Aufenthalts auftritt (ca. 20%), da hier weniger Zeit verloren wird, um die Ischämie zu erkennen und zu behandeln. Bei traumatischen Mesenterialgefäßläsionen (ca. 3%) wird die Diagnose intraoperativ oft als „Nebenbefund" bei der Versorgung anderer Organläsionen gestellt.

6.1 Klinische Symptomatik

Unter den klinischen Symptomen der *Initialphase* steht der diffuse, nicht lokalisierbare Abdominalschmerz im Vordergrund. Gerade von Patienten mit Mesenterialarterienembolie wird der Schmerz als „schlagartig" und „aus heiterem Himmel" beschrieben, während er bei Patienten mit Mesenterialarterien- oder -venenthrombosen und non-okklusiver Ischämie nur langsam zunimmt.

Der Schmerzcharakter wird von den Patienten als kolik- und krampfartig, bei der Mesenterialarterienembolie als „vernichtend" beschrieben. Allerdings handelt es sich nur bei ca. 13% der Patienten um einen lokalisierten Spontanschmerz. Bei den übrigen 87% tritt ein generalisierter diffuser Abdominalschmerz auf.

Gerade im Frühstadium der Mesenterialarterienembolie ist die Diskrepanz zwischen der Heftigkeit des Schmerzes und dem relativ geringen, objektiv faßbaren Lokalbefund auffällig. In dieser Initialphase treten bei der Embolie immer Übelkeit und konsekutives Erbrechen auf, während diese Symptome bei der non-okklusiven Ischämie und bei thrombotischen Gefäßverschlüssen seltener sind.

Zusätzlich berichten 25% der Patienten über zunächst nicht blutige, später blutige Durchfälle, wobei in diesem Stadium gerade bei der Embolie häufig eine „lebhafte" Peristaltik vom Erstuntersucher festgestellt, aber meist fehlgedeutet wird.

Auch die Diskrepanz zwischen der wenig objektivierbaren Symptomatik und dem schon reduzierten Allgemeinzustand mit zunehmender Schocksymptomatik geht immer wieder aus den schriftlich niedergelegten Befunden der Erstuntersuchung hervor.

Somit ergibt sich – insbesondere für die Mesenterialarterienembolie und schnell fortschreitende Thrombose – folgende *Initialsymptomatik:*

- akuter, heftigster, nicht sicher lokalisierbarer Abdominalschmerz bei weichen Bauchdecken,
- zunehmender Schockzustand,
- evtl. Hyperperistaltik mit Diarrhö,
- Übelkeit mit Erbrechen.

Patienten, die im sog. *Latenzstadium* des „faulen Friedens" aufgenommen werden, oder die bei abwartender Haltung des behandelnden Arztes in dieses Stadium geraten, schildern ca. 2–6 h nach akutem Symptombeginn eine spontane Abnahme der heftigen Bauchschmerzen, klagen aber über zunehmenden Meteorismus und Völlegefühl. Sie verfallen zusehends. Palpatorisch findet sich eine nur mäßige Druckschmerzhaftigkeit des gesamten Abdomens ohne Abwehrspannung und auskultatorisch eine verminderte bis fehlende Peristaltik.

Mehr als 50% der ambulanten Patienten kommen im *Endstadium,* ca. 12–48 h nach Symptombeginn und im relativ symptomarmen Latenzstadium in schon stark reduziertem Allgemeinzustand zur Aufnahme. Circa 10% der Patienten werden in den Aufnahmeprotokollen als bereits moribund beschrieben.

Es zeigt sich das klassische Bild des fortgeschrittenen akuten Abdomens mit Zeichen der diffusen Peritonitis, wie Abwehrspannung, diffuser Druckschmerz, fehlende Darmgeräusche, Fieber und Kreislaufschock. Bei allen Patienten, die in diesem Stadium zur Aufnahme kommen, ist der Verlauf letal.

6.2 Labordiagnostik

Als einziger relativ regelmäßig veränderter Laborparameter ist die *Leukozytose* im Latenz- und Endstadium zu nennen. Bei ca. 90% der Patienten liegen Leukozytenwerte über 10 000 vor, bei Spätfällen sind Werte von 30–50 000 Leukozyten keine Seltenheit.

Wird präoperativ eine Blutgasanalyse durchgeführt, zeigt sich meist eine ausgeprägte *metabolische Azidose.* Zusätzlich fallen im Verlauf der Erkrankung signifikante Erniedrigungen der Serumkaliumwerte als mögliche Zeichen des Elektrolytverlustes in den Darm auf.

Zusammenfassend läßt sich feststellen, daß die Leukozytose der einzige schnell verfügbare, allerdings unspezifische Laborparameter ist, der auf einen Darminfarkt hinweist.

6.3 Diagnostik mit bildgebenden Verfahren

Dem Radiologen stehen heute bei der Diagnostik des akuten Abdomens, insbesondere auch der Ischämie, verschiedene Methoden zur Verfügung:

1) Röntgennativdiagnostik („Leeraufnahme", „Übersichtsaufnahme"),
2) Real-time-Sonographie, evtl. mit ultraschallgezielter Punktion,
3) Magen-Darm-Passage mit wasserlöslichem Kontrastmittel (Gastrografin),
4) Angiographie,
5) eventuell Computertomographie.

Er muß – besonders im Nachtdienst – schnell und sicher entscheiden, welche dieser Verfahren er anwendet. Dabei sind folgende Gesichtspunkte zu berücksichtigen.

1) *Verfügbarkeit der Methode:* Nicht jede radiologische Abteilung verfügt über eine Sonographie- und Computertomographieeinrichtung. Die Angiographie braucht insbesondere nachts eine Vorbereitungszeit.
2) *Zeitaufwand der Untersuchung:* Gerade bei Ischämieverdacht steht die Entscheidung unter Zeitnot.
3) *Allgemeinzustand und Belastbarkeit des Patienten:* Bei schlechtem Allgemeinzustand können lediglich Nativaufnahmen und eine Sonographie durchgeführt werden.
4) *Strahlenbelastung:* Dieser Gesichtspunkt tritt bei akuten Krankheitsbildern weit in den Hintergrund.

Die *radiologische Nativdiagnostik* mit Abdomenübersichtsaufnahmen geht bei jedem akuten Abdomen anderen bildgebenden Verfahren wie Sonographie, Angiographie, Kontrastmitteluntersuchungen und evtl. der Computertomographie voraus. Voraussetzung für befriedigende und bei vielen Patienten reproduzierbare, diagnostisch relevante Ergebnisse sind die radiologisch-technischen Parameter.

Eine korrekte Filmbelichtung, die richtige Wahl des Fokus-Objekt-Film-Abstands und des Rasters zur Streustrahlenminderung sind vorauszusetzen [90].

Von größter Wichtigkeit ist unserer Ansicht nach die Lagerung des Patienten bei der Untersuchung. Die seit 1911 von Schwarz [90] in die Diagnostik eingeführte und bis heute vorwiegend angefertigte Abdomenübersicht im Stehen, die evtl. bei Schwerkranken durch eine einzige Aufnahme im Liegen ersetzt wird, kann den heutigen diagnostischen Anforderungen *nicht* mehr gerecht werden. Deshalb werden standardisierte *Aufnahmen in Rückenlage (RL) und Linksseitenlage (LSL)* durchgeführt [106].

Diese Aufnahmetechnik hat den Vorteil, daß sie auch bei Schwerkranken, traumatisierten und bewußtlosen Patienten immer durchführbar ist und – wie bei allen Röntgenuntersuchungen gefordert – das Abdomen in 2 senkrecht zueinander stehenden Ebenen darstellt.

Dabei wird die Aufnahme in Rückenlage im vertikalen Strahlengang in Weichstrahltechnik (70 kV) zur detaillierten Darstellung der Organkonturen (Leber, Niere, Milz) und der Weichteilstrukturen (Flankenstreifen, Psoasschatten) angefertigt. Sie liefert darüber hinaus einen Überblick über die Gasverteilung im Magen-Darm-Trakt und evtl. bereits vorliegende intravasale oder intramurale Gasansammlungen als Gangränzeichen. Sie ist außerdem notwendig zur Diagnostik kalkhaltiger Strukturen und zur Darstellung des Skelettsystems.

Als 2. Ebene dient die Aufnahme in Linksseitenlage im horizontalen Strahlengang. Diese Aufnahme erfaßt freie Luft im Bauchraum, Gas im Portalvenengebiet, die Aerobilie sowie Spiegelbildungen innerhalb und außerhalb des Darms; sie dient *nicht* der Detaildiagnostik.

Um die großen Kontrastdifferenzen im Abdomen abzuflachen und Bewegungsunschärfen bei großen Bauchdurchmessern infolge langer Belichtungszeiten zu verhindern, wird diese Aufnahme in Hartstrahltechnik (120 kV) unter Verwendung hochverstärkender Folien angefertigt; der Streustrahlenminderung dient ein Hartstrahlraster mit dem Schachtverhältnis 12:1, der Fokus-Film-Abstand beträgt 1 m.

Bei unklarem Abdomen wird in den letzten Jahren zusätzlich eine *Real-time-Sonographie* des Abdomens durchgeführt, um die Differentialdiagnostik durch Untersuchung von Leber, Gallenblase, Pankreas, Milz und Nieren einzuengen und evtl. Darmwandverdickungen durch Ödem bei Ischämieverdacht und freie intraabdominelle Flüssigkeit, insbesondere bei gasleerem oder gasarmen Abdomen, darzustellen (Abb. 5b, 17c, 18b, 20c, 23a) [78].

Liegt aufgrund der Nativuntersuchung und/oder Sonographie oder bei unklarem Röntgenbefund und charakteristischem klinischem Befund der Verdacht auf einen intestinalen Gefäßverschluß vor, wird nach Rücksprache mit dem überweisenden Kollegen die *Angiographie* angeschlossen (Abb. 25–29) [6].

Die *Magen-Darm-Passage* mit wasserlöslichem Kontrastmittel (Gastrografin) ist nur dann sinnvoll, wenn der Allgemeinzustand des Patienten zufriedenstellend ist, die Nativdiagnostik bzw. Sonographie keine sicheren Ergebnisse liefert und der Verdacht auf eine Passagestörung des Darms vorliegt. Für die Untersuchung ist ein Zeitaufwand von ca. 1,5–4 h zu berücksichtigen, ein für den Ischämienachweis meist zu großer Zeitraum. Sie liefert in Einzelfällen gute Ergebnisse bei umschriebenen Infarzierungen, insbesondere durch langsam verlaufende Mesenterialvenenthrombosen, wenn andere Methoden im Nachweis versagen (Abb. 18, 19b, c, 21a, 25c).

Zur Darstellung submuköser Darmblutungen (Abb. 18b) ist sie gut geeignet, auch zur Kontrolle nach nicht erfolgter Resektion von Darmabschnitten (Abb. 25c).

Die *Computertomograhie* kommt bei Ischämieverdacht nur in Ausnahmefällen zur Anwendung und dient der weiteren Abklärung unklarer Befunde,

Tabelle 5. Häufigkeit spezifischer und unspezifischer Röntgensymptome bei Darmischämie (n = 79 verfügbare Röntgenuntersuchungen bei 101 Patienten)

unspezifische, indirekte Röntgensymptome	Aufnahmen in RL/LSL		Im Stehen		Häufigkeit bei beiden Aufnahmetechniken insgesamt
	(n = 67)		(n = 12)		
	n	[%]	n	[%]	[%]
„Gasarmes" oder „gasleeres Abdomen"	7	10,4	–		8,9
Kombinierte Dünn- und Dickdarmblähung	17	25,4	2	16,7	24,1
Isolierte Dünndarmblähung	41	61,2	10	83,3	64,6
Freie Luft bei Perforation	2	3,0	–		2,5
Spezifische, direkte Röntgensymptome	n	[%]	n	[%]	[%]
Darmwandverdickung mit Mukosaveränderungen und Schlingendistanzierung	44	65,7	6	50	63,3
Intramurale Gasansammlungen	11	16,4	–		14,0
Intravasale Gasansammlungen	5	7,5	–		6,3

insbesondere der Zuordnung nativdiagnostisch und sonographisch unklarer Gasansammlungen (Abb. 14c, 21b, 22c, d, 23b–d).

6.3.1 Indirekte, unspezifische radiologische Symptome

6.3.1.1 „Gasarmes" oder „gasleeres Abdomen"

Das „gasarme" oder „gasleere Abdomen" kommt durch anoxämische Kontraktionen des Darms und konsekutive Entleerung zustande, die sich klinisch als initial-heftige, nichtblutige Diarrhö zeigen. Die Abdomenübersicht zeigt dann einen stark verminderten oder völlig fehlenden Gasgehalt von Dünn- und Dickdarm sowie eine milchglasähnliche Dichte mit vermehrter Strahlenabsorption (Abb. 5a, 6a; Tabelle 6). Dieses Initialbild wird noch verstärkt durch das zunehmende Darmwandödem und die beginnende Flüssigkeitssekretion in den Darm.

Tabelle 6. Häufigkeit des nativdiagnostisch „gasleeren Abdomens" bei Darmischämie im Schrifttum

Autoren	Häufigkeit [%]
Tomchik et al. [108]	4,5
Scott et al. [93]	6,0
Heidenblut et al. [38]	10,0
Müller et al. [67]	11,0
Vögeli u. Binswanger [111]	0,0
Schmithausen [90]	9,8
Eigenes Material (1983)	8,9

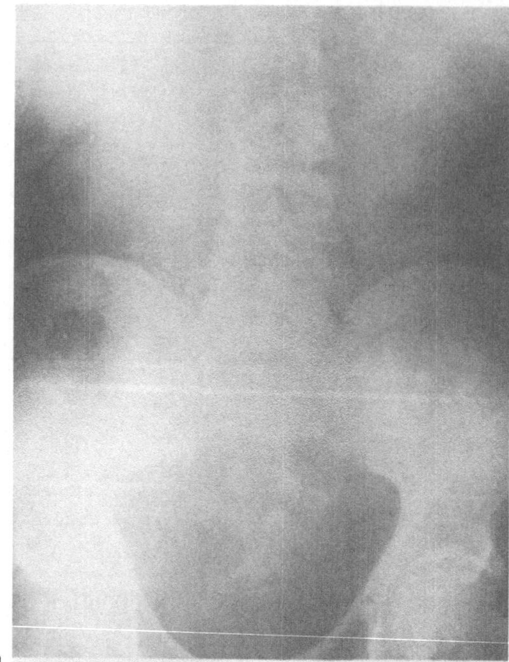

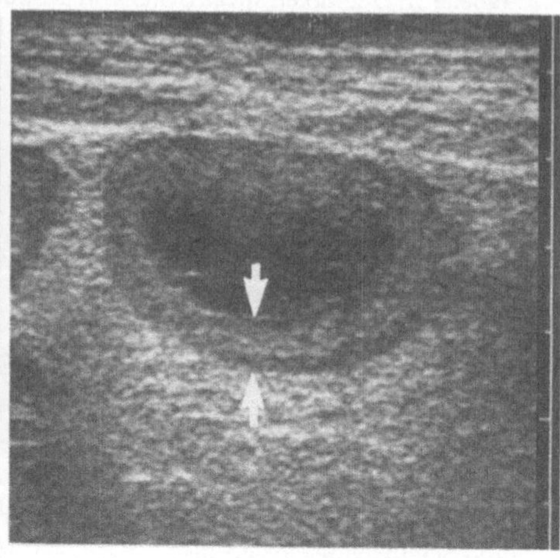

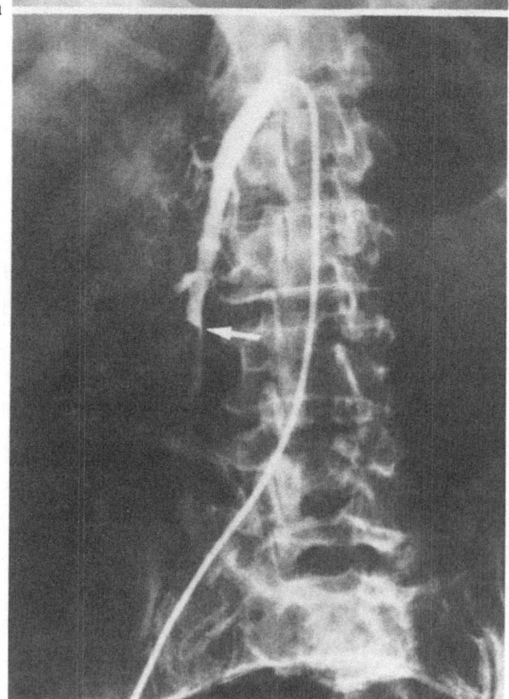

Abb. 5a–c. Mesenterialarterienembolie.
71jähriger Patient mit akutem, schlagartig einsetzendem Abdominalschmerz. Patient liegt wegen absoluter Arrhythmie und Vorhofflimmern auf der Intensivstation. Vor 5 Tagen wurde eine Embolektomie aus der A. ulnaris links vorgenommen.
Klinischer Befund: diffuser Druckschmerz im Abdomen, Hyperperistaltik, nichtblutige Diarrhö.
a Abdomenübersicht in Rückenlage (Rasterkassette, Intensivstation) 60 min nach Symptombeginn. „Gasleeres Abdomen".
b Real-time-Sonographie des Abdomens, ca. 80 min nach Symptombeginn. Deutlich verdickte Dünndarmwände (→←) mit flüssigem Darminhalt. Noch normale Peristaltik. Kein Aszites.
c Wegen der klinischen Symptomatik und des „gasleeren Abdomens" sofortige Angiographie. Selektive Mesenterikographie 90 min nach Symptombeginn. Vollständiger Verschluß des Hauptstamms der A. mesenterica superior *(Pfeil)*. Arteriosklerotische Wandveränderungen am Hauptstamm.
Operation (Beginn 3 h nach akutem Ereignis): Embolektomie aus der A. mesenterica superior nicht möglich, da das Gefäß stark arteriosklerotisch verändert ist. Resektion des gesamten Dünndarms und des Colon ascendens. Patient verstirbt 3 Tage nach Operation

36

In nur 25% der Fälle wird das unspezifische Symptom des „gasleeren Abdomens" im Zusammenhang mit der klinischen Symptomatik richtig gedeutet. Wird die Abdomenübersichtsaufnahme jedoch als unauffällig beurteilt, trägt dieser Befund wesentlich zum abwartenden Verhalten des Klinikers bei und verschlechtert die Prognose (Abb. 6). Die Patienten werden dann erst wieder im Spätstadium untersucht und zeigen klinisch wie röntgenologisch die Zeichen der fortgeschrittenen Durchwanderungsperitonitis; der Ausgang ist dann meist letal.

Hier bietet sich zur weiteren Differenzierung die *Real-time-Sonographie* an. Gerade bei „gasleerem Abdomen" kann sie auch die Darmwand, insbesondere wenn sie ödematös verdickt ist, sehr gut darstellen. Somit ergänzen sich diese beiden Methoden gerade im prognostisch günstigen Frühstadium (Abb. 5b) [7].

Das „gasleere Abdomen" ist leider nicht spezifisch für die Darmischämie. Es findet sich z. B. in annähernd gleicher Häufigkeit bei der akuten Pankreatitis.

6.3.1.2 Isolierte Dünndarmblähung (Dünndarmpseudoverschlußbild)

Als Folge des Sauerstoffmangels in der Darmwand und konsekutiv vermehrtem Wachstum der Bakterienflora mit Gasbildung kommt es zur Gasblähung des betroffenen Dünndarms; aus gleichzeitiger Flüssigkeitssekretion resultieren Spiegelbildungen. So gewinnt man im Röntgenbild den Eindruck einer isolierten Dünndarmblähung wie bei mechanischem Dünndarmileus. Dabei kann der gesamte Dünndarm oder nur vereinzelte bzw. eine solitäre Dünndarmschlinge betroffen sein.

Dieses typische Bild der isolierten Dünndarmblähung mit Spiegeln auf der Aufnahme in Linksseitenlage zeigt sich in bis zu 65% der Fälle (Tabelle 7; Abb. 7b, 8–10, 11a).

Tabelle 7. Häufigkeit der isolierten Dünndarmblähung bei Darmischämie im Schrifttum

Autoren	Häufigkeit [%]
Wittenberg et al. [124]	38
Tomchik et al. [108]	39
Vögeli u. Binswanger [111]	41
Nelson u. Eggleston [73]	43
Heidenblut et al. [38]	48
Scott et al. [93]	50
Schmithausen [90]	63
Eigenes Material (1983)	64,6

Diese isolierte Dünndarmblähung mit Spiegelbildungen ist in ca. 63% der Fälle wiederum von einer Darmwandverdickung mit Lumeneinengung und Distanzierung zur Nachbarschlinge begleitet, einem spezifischen Symptom, das auf S. 43–49 gesondert behandelt wird (Abb. 7–11).

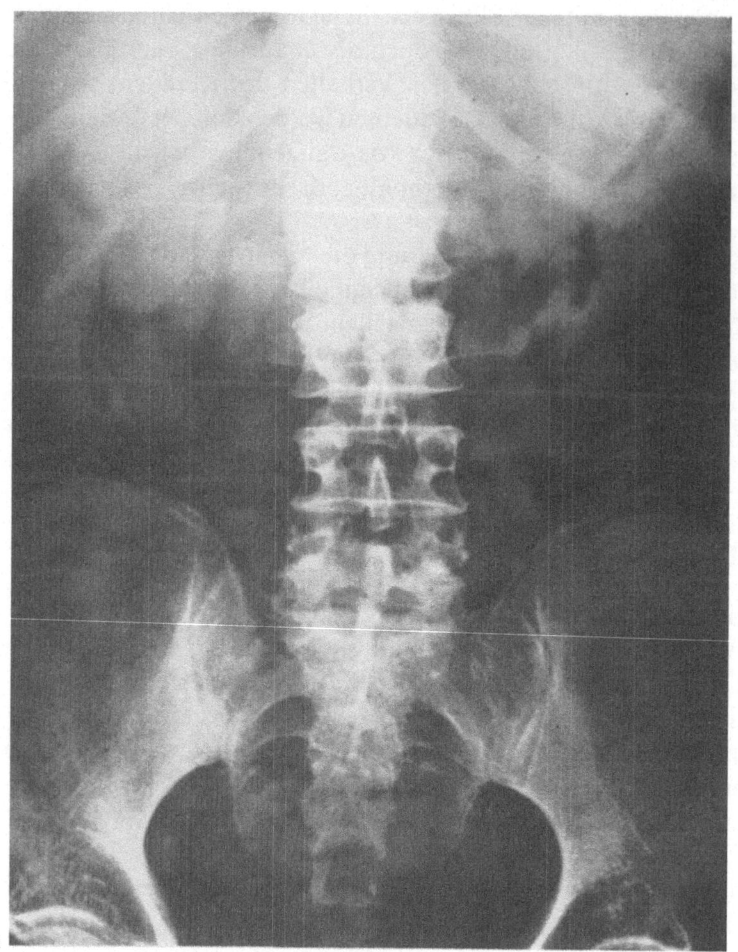

a

Abb. 6a–c. Verlauf einer Mesenterialarterienthrombose über 20 h.
59jähriger Patient, stationär in der HNO-Klinik wegen Stimmbandpolyp. Plötzlich auftretender Abdominalschmerz, keine Durchfälle.
Klinischer Befund: weiche Bauchdecken, lebhafte Peristaltik, diffuser Druckschmerz im Abdomen.
a Abdomenübersicht in Rückenlage ca. 3–4 h nach Symptombeginn. „Gasarmes Abdomen", das vom diensthabenden Radiologen als unauffällig befundet wird. In den nächsten 10 h keine Therapie oder weitere Diagnostik, da die Beschwerden des Patienten nachlassen. In den Morgenstunden wieder Verstärkung der Abdominalschmerzen, blutige Stühle, vermehrte Distension des Abdomens und beginnende Abwehrspannung. Fehlende Peristaltik!
b Abdomenübersicht in Rückenlage nach Gastrografingabe. Massive Dünndarmblähung mit begleitender Kolonblähung. Atonischer Magen.
c Ausschnittsvergrößerung aus **b.** Deutlich sichtbare Gasblasen in der Darmwand, besonders im linken Oberbauch. Nicht abgebildet: Abdomenübersicht in Linksseitenlage (ca. 20 h nach Symptombeginn. Kombinierte Dünn- und Dickdarmblähung mit Spiegeln. Intraportal bis in die Leberperipherie ziehend Gasblasen, keine freie Luft.
Operation (ca. 21 h nach Symptombeginn): Hämorrhagische Infarzierung des gesamten Dünndarms und des Kolons bis zur Transversummitte. Diffuse Peritonitis. Eine Resektion kann nicht mehr vorgenommen werden. Sektion: Dünn- und Dickdarmgangrän bis zur Transversummitte durch Mesenterialarterienthrombose

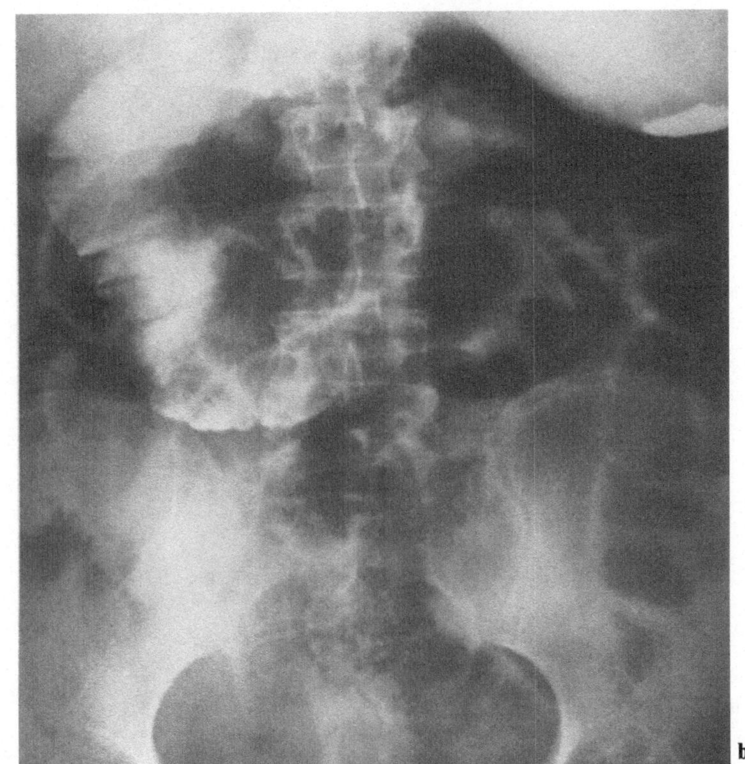

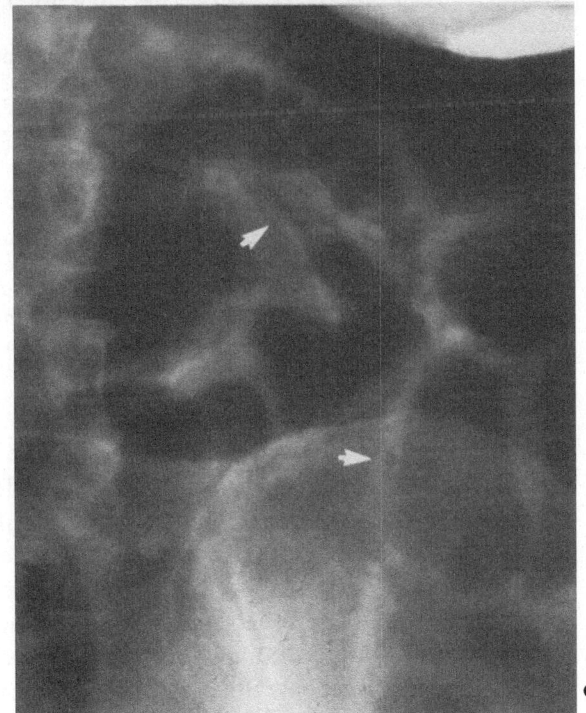

Abb. 6b, c

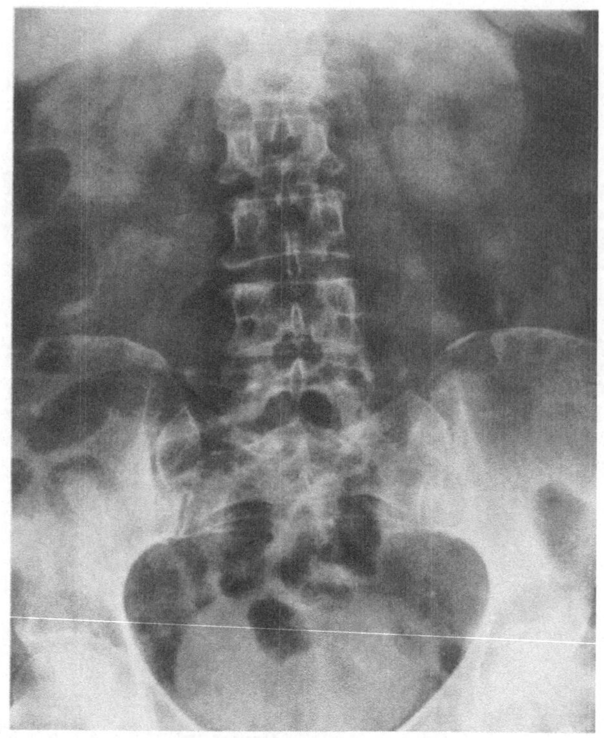

a

Abb. 7a–c. Langsame Entwicklung einer Mesenterialarterienthrombose über 7 Tage.
68jährige Patientin. Am 21.04.82 anhaltendes Erbrechen (1. Tag). Am 24.04.82 stationäre Aufnahme wegen blutiger Diarrhö (4. Tag).
Klinischer Befund: Weiche Bauchdecken, keine Abwehrspannung, kein lokalisierter Druckschmerz, Puls 96/min, nur gering verminderte Peristaltik (!).
a Abdomenübersicht in Rückenlage. Relativ gasarmes Abdomen, nur geringe Dünndarmblähung ohne Wandödem oder Distanzierung. Nicht dargestellt: Abdomenübersicht in Linksseitenlage. Keine freie Luft, nur minimale Spiegelbildung. Am 27.04.82 Kontrollaufnahmen: Klinischer Befund: diffuser Druckschmerz bei weichen Bauchdecken, keine Abwehrspannung. Fehlende Peristaltik, Puls 120/min.
b Abdomenübersicht in Rückenlage. Jetzt isolierte Dünndarmblähung mit ödematösen Kerckring-Falten im geblähten Jejunum. Deutliches Wandödem im Ileum mit Schlingendistanzierung (▶ ◀).
c Selektive Mesenterikographie. Abbruch der Kontrastmittelsäule in der A. mesenterica 11 cm nach ihrem Abgang aus der Aorta (▶). Deutliches Wandödem im ischämischen Ileum (▶ ◀).
Operation: Dünndarmischämie vorwiegend im Ileum durch Mesenterialarterienthrombose. Resektion von 120 cm Dünndarm. Patientin hat überlebt

Auffallend ist, daß Ausdehnung und Grad der Dünndarmblähung oft in *keiner* engen Beziehung zur anatomischen Ausdehnung der infarzierten Darmabschnitte stehen. Da der ischämische Darmteil als relatives Hindernis wirkt, besteht die Dünndarmblähung auch proximal des gangränösen Areals, z. T. zeigen sich auch ein ausgeprägt luftgefülltes Duodenum und eine Magenblähung. Durch die zunehmende Paralyse mit abnehmender Peristaltik erfolgt kein Transport von Dünndarminhalt in den Dickdarm, der dann röntgenologisch gasleer erscheint. Liegen keine zusätzlichen spezifischen Röntgenzeichen einer

40

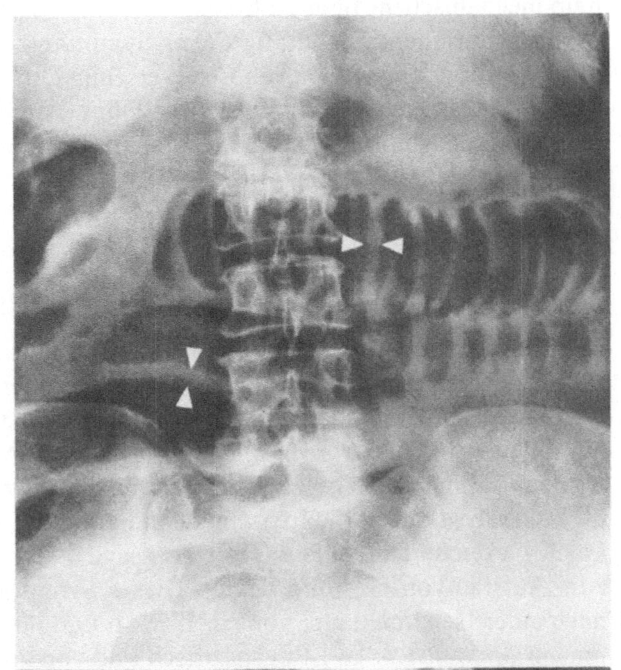

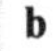

b

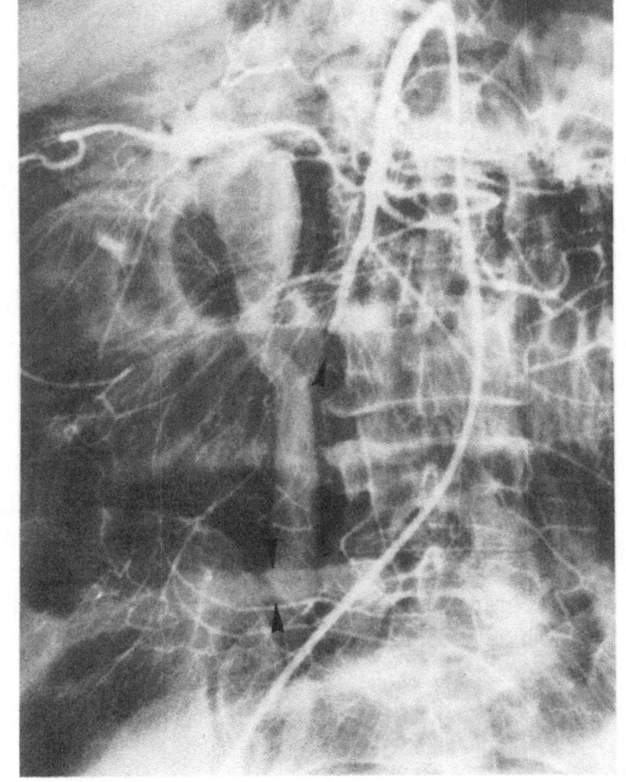

c

Abb. 7 b, c

Ischämie vor, ist rein röntgenmorphologisch das Krankheitsbild *nicht* von einem mechanischem Ileus zu trennen.

Eine auffallende Häufung dieses Symptoms der isolierten Dünndarmblähung bei arteriellen oder venösen Verschlüssen ist nicht nachweisbar. Nach dem zeitlichen Auftreten der isolierten Dünndarmblähung handelt es sich *nicht* um ein Initialsymptom. Das akute Ereignis bzw. der Schmerzbeginn liegt meist 6–14 h zurück; aus diesem Grund ist dieses Symptom dem *Latenzstadium* zuzuordnen.

6.3.1.3 Kombinierte Dünn- und Dickdarmblähung (paralytischer Ileus)

Die kombinierte Gasblähung von Dünn- und Dickdarm mit Spiegelbildung ist ein unspezifisches Spätsymptom und im Zusammenhang mit der klinisch nachweisbaren, zunehmenden Abwehrspannung und fehlenden Darmgeräuschen ein Zeichen für die *Durchwanderungsperitonitis* (Abb. 12, 13). Dieses Stadium wird im Rahmen der Gangrän, also der bereits infizierten Nekrose mit vollständiger Paralyse durch die toxische Schädigung der Nerven und der Darmmuskulatur erreicht. Die fehlende Darmpassage in den Dünn- und Dickdarm führt zum Aufstau von Gas und Sekret. Dieses Symptom tritt in ca. 24% der Fälle nach einer Ischämiedauer von ca. 12–24 h und länger auf, es handelt sich also um ein *Spätzeichen*. Es ist unspezifisch und von anderen Ursachen eines paralytischen Ileus (s. folgende Übersicht) nicht zu differenzieren.

Ursachen für einen paralytischen Ileus [106]

1) Zentrale Darmlähmung
   (Azidose, hepatisches Koma, Salzmangelsyndrom)
2) Lähmung des Steuerungssystems
   (Frakturen der Wirbelsäule und Bauchkontusionen)
3) Störungen der neuromuskulären Übertragung
   (Elektrolytstörung, insbesondere Kaliummangel)
4) Reflektorische Störungen als Folge peritonealer Reizung
   (bei akuter Gastroenteritis, Ulkus, Cholezystitis, Pankreatitis, Appendizitis, bei retroperitonealen Prozessen)
5) Parietale Peritonitis

Aufgrund dieser Symptomatik wird nur in den Fällen die richtige Diagnose einer Darminfarzierung gestellt, in denen intramurale oder intravasale Gasansammlungen vorliegen. Ansonsten werden erst intraoperative oder postmortal ausgedehnte Darminfarkte als Ursache der Peritonitis mit kombinierter Dünn- und Dickdarmblähung gesichert. Fast alle Fälle mit dieser Symptomatik enden letal.

6.3.1.4 „Splenic-flexure-cut-off"-Zeichen (Kolonpseudoverschlußzeichen)

Das Abbrechen der Luftsäule in der linken Kolonflexur, das im angloamerikanischen Schrifttum als „splenic flexure cut-off sign" bei Darminfarkt und akuter Pankreatitis beschrieben wird, ist bei der Aufnahmetechnik in Rücken- und Linksseitenlage bzw. im Stehen nur höchst selten in typischer Weise nachweisbar.

Zu der geringen Häufigkeit dieses von Rendich u. Harrington 1944 [84] erstmals bei der Mesenterialvenenthrombose beschriebenen Zeichens kommt eine noch geringere Spezifität hinzu. Im Stehen bricht die Gassäule des Kolons fast immer im Bereich der linken Flexur ab. In Rückenlage ist das Querkolon entsprechend seiner ventralen Lage der höchste Punkt, an dem sich Gas bevorzugt lokalisiert. In Linksseitenlage ist das Colon descendens tiefster Punkt und enthält entsprechend der Tendenz von Gas, sich am höchsten Punkt anzusammeln, die geringsten Luftmengen.

Die geringe Treffsicherheit in Verbindung mit der mangelnden Spezifität lassen das „Colon-splenic-cut-off-Zeichen" als *untaugliches Diagnostikum* im Rahmen der Ischämiediagnostik erscheinen. Daher sollte man dieses Zeichen nicht in die Liste der relevanten Symptome aufnehmen [90].

6.3.2 Direkte, spezifische radiologische Symptome

6.3.2.1 Darmwandverdickung, Lumeneinengung, Distanzierung

Eine Darmwandverdickung als Zeichen des Ödems und der Blutung in die Darmwand ist in ca. 66% der Fälle, die in Rücken- und Linksseitenlage untersucht werden, nachweisbar; bei den im Stehen untersuchten Patienten ist dieses Symptom in ca. 50% erkennbar. Diese radiologisch darstellbare Dickenzunahme der Darmwand muß von einer isolierten Dünndarmblähung begleitet sein, denn durch die Gasbildung im Dünndarm wird die Darmwandverbreiterung überhaupt erst sichtbar. Darüber hinaus führt das Darmwandödem zu einer konsekutiven deutlichen Lumeneinengung der gasgefüllten Schlingen und zu einer Distanzierung von den teilweise ebenfalls betroffenen Nachbarschlingen (Abb.7b, 8–10, 11a). Liegt keine Dünndarmblähung vor, ist das spezifische Symptom der Darmwandverdickung nativdiagnostisch *nicht* nachweisbar. Hier kann wiederum die *Real-time-Sonographie* – wie schon gesagt – weiterhelfen und das Darmwandödem nachweisen (Abb.5c) [7].

Die Darmwandverbreiterung zeigt zusätzlich ein ischämiecharakteristisches Zeichen: Schleimhautunregelmäßigkeiten bzw. -schwellungen (sog. „thumbprints"), die sowohl in normal weiten als auch in engen Darmabschnitten sichtbar werden, wenn ein ausreichender Gasgehalt eine Kontrastierung des wulstigen Mukosaödems zuläßt (Abb.11a). Insbesondere das Jejunum mit seinen schon im Normalzustand relativ breiten und hohen Kerckring-Falten zeigt diese Veränderung am deutlichsten (Abb.7b, 9, 10a), die sich besonders stark bei der Mesenterialvenenthrombose ausbilden (Abb.10a, 11a).

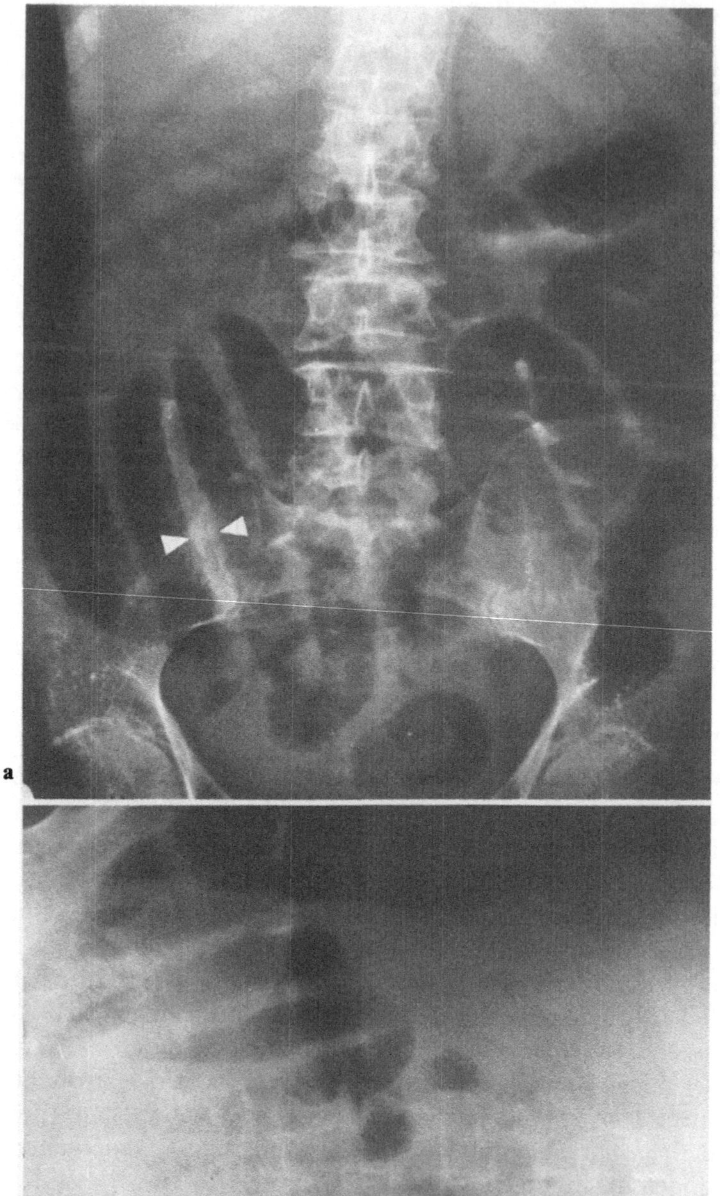

Abb. 8 a, b

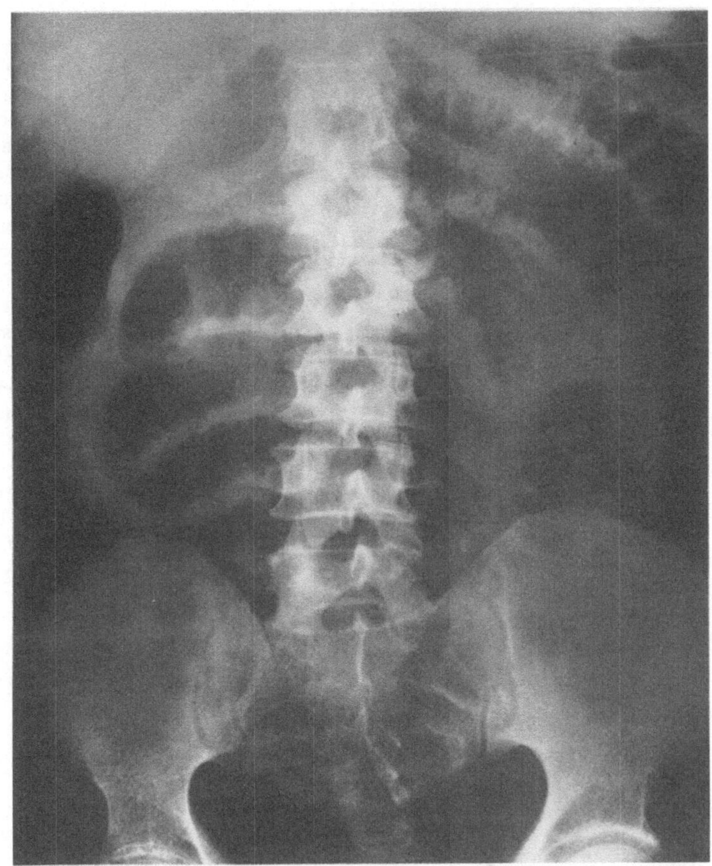

Abb. 9. Langsame Entwicklung einer Mesenterialarterienthrombose.
48jähriger Patient mit zunehmendem Abdominalschmerz seit 2 Tagen und blutigem Durchfall seit
3 h, der zur Aufnahme führt.
Klinischer Befund: beginnende Abwehrspannung, fehlende Peristaltik, Schockzustand.
Abdomenübersicht in Rückenlage. Isolierte Blähung des gesamten Dünndarms und des Colon-
ascendens mit Darmwandverdickung vom Jejunum bis zum Ileum. Deutliche Lumeneinengung im
Ileum, besonders ausgeprägt an den Biegungsstellen des Darms. Stark angeschwollene Plicae circulares im Jejunum.
Nicht abgebildet: Abdomenübersicht in Linksseitenlage. Dünndarmblähung mit Spiegelbildungen.
Begleitende Blähung des Colon ascendens mit Spiegel. Distanzierung der Dünndarmschlingen
nicht nachweisbar.
Operation: hämorrhagische Infarzierung des gesamten Dünndarms und des Colon ascendens bis
zur rechten Flexur durch Mesenterialarterienthrombose; beginnende Peritonitis; totale Resektion
des Dünndarms und des Colon ascendens. Patient verstirbt 4 Tage nach Operation

◀ **Abb. 8a, b.** Mesenterialarterienembolie.
72jährige Patientin mit schnell zunehmenden, heftigen Bauchschmerzen und nichtblutiger Diarrhö.
Klinischer Befund: weiche Bauchdecken, diffuser Druckschmerz, fehlende Darmgeräusche, Tachykardie.
a Abdomenübersicht in Rückenlage 10 h nach Symptombeginn. Isolierte Dünndarmblähung mit
massiver Darmwandverdickung, vorwiegend im Ileum. Ausgeprägte Distanzierung und Lumeneinengung (▶ ◀).
b Abdomenübersicht in Linksseitenlage. Isolierte Dünndarmblähung mit Spiegelbildung. Fehlende
Verlagerbarkeit der ödematös-starren Ileumschlingen nach Lagewechsel („rigid loop sign").
Operation ca. 11 h nach Symptombeginn: Hämorrhagische Infarzierung fast des gesamten Dünndarms mit stark ödematös verdickten Schlingen. Subtotale Resektion des Dünndarms. Patientin
verstirbt 14 Tage nach Operation an zerebralem Insult

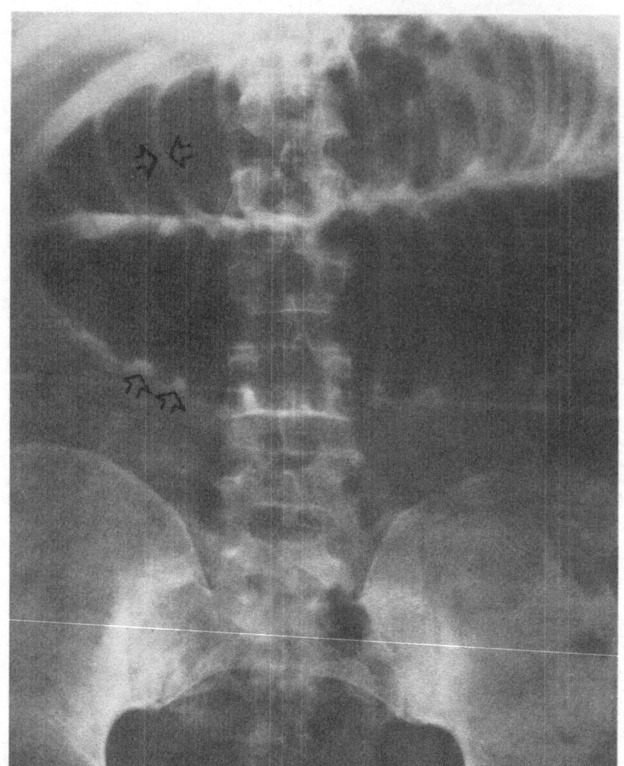

Abb. 10a, b. Isolierte Mesenterialvenenthrombose einer Jejunalvene.
60jährige Patientin mit zunehmendem, unklarem Abdominalschmerz. Blutige Durchfälle.
Klinischer Befund: diffuser Druckschmerz über dem gesamten Abdomen, weiche Bauchdecken, herabgesetzte Peristaltik.
a Abdomenübersicht in Rükkenlage ca. 10 h nach Symptombeginn. Isolierte Blähung einer Jejunalschlinge mit verdickter Wand und ausgeprägter Verbreiterung der Plicae circulares *(Pfeil)*. Auffallende Gasarmut in den übrigen Darmabschnitten.

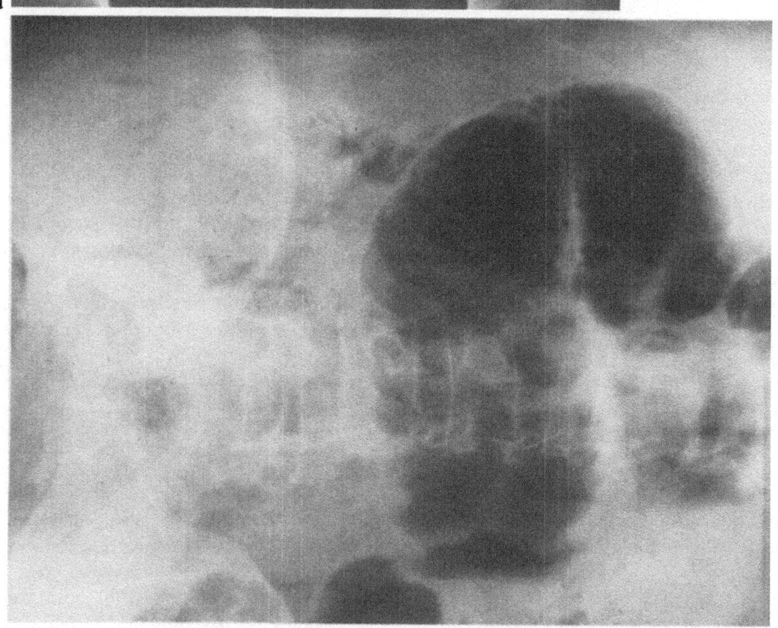

b Abdomenübersicht in Linksseitenlage. Isolierte Blähung der oben beschriebenen Jejunalschlinge mit Spiegelbildung. Faltenödem sichtbar. Keine Lageveränderung der Schlinge („rigid-loop-sign"). Operation: Mesenterialvenenthrombose einer Jejunalvene mit beginnender hämorrhagischer Infarzierung eines 35 cm langen Jejunalanteils, der reseziert wird. Patientin hat überlebt

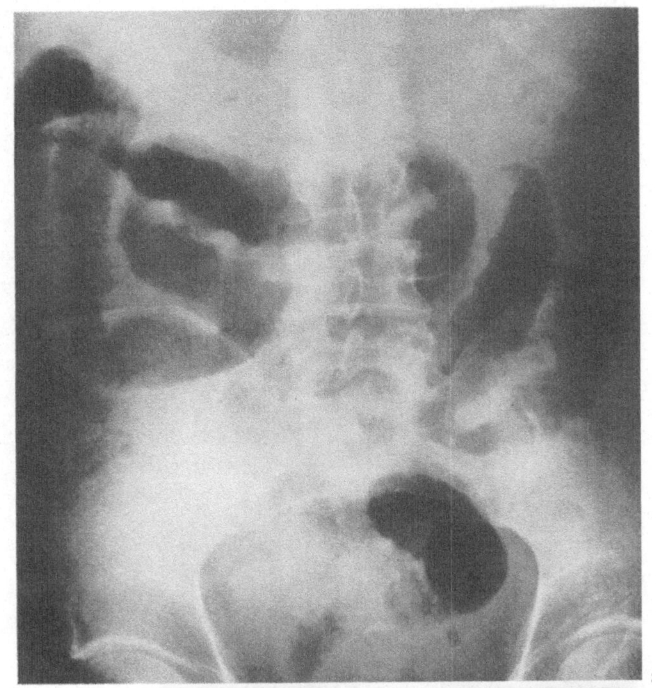

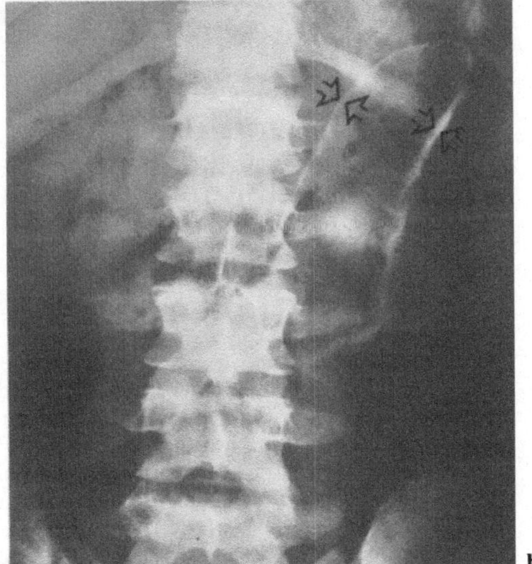

Abb. 11a, b. Pfortaderthrombose auf dem Boden einer Leberzirrhose mit konsekutiver Mesenterialvenenthrombose.

53jähriger Patient mit Leberzirrhose und Ösophagusvarizen. Zustand nach Splenektomie vor 2 Jahren wegen Milzvenenthrombose. Seit 4 Tagen langsam zunehmender, inzwischen unerträglicher Abdominalschmerz mit blutiger Diarrhö vor der Aufnahme.

Klinischer Befund: geblähtes Abdomen, weiche Bauchdecken, diffuser Druckschmerz, fehlende Peristaltik, Schockzustand, Leukozytose.

a Abdomenübersicht in Rückenlage 4 Tage nach Symptombeginn. Isolierte Dünndarmblähung mit massiver Wandverdickung, Lumeneinengung an den Biegungsstellen der Darmschlingen und Distanzierung der Schlingen zueinander.

Wegen des schlechten Allgemeinzustands des Patienten keine Operation möglich. Sektion 6 Tage nach Symptombeginn: Pfortaderthrombose mit konsekutiver zentraler Mesenterialvenenthrombose. Hämorrhagischer Dünndarminfarkt mit Gangrän.

b Zum Vergleich *normale Wanddicke* des Dünndarms. Abdomenübersicht bei Magenperforation (Rückenlage). Durch intra- und extraluminal gelegene freie Luft Darstellung der normalen Breite der Dünndarmwand *(Pfeil)*

47

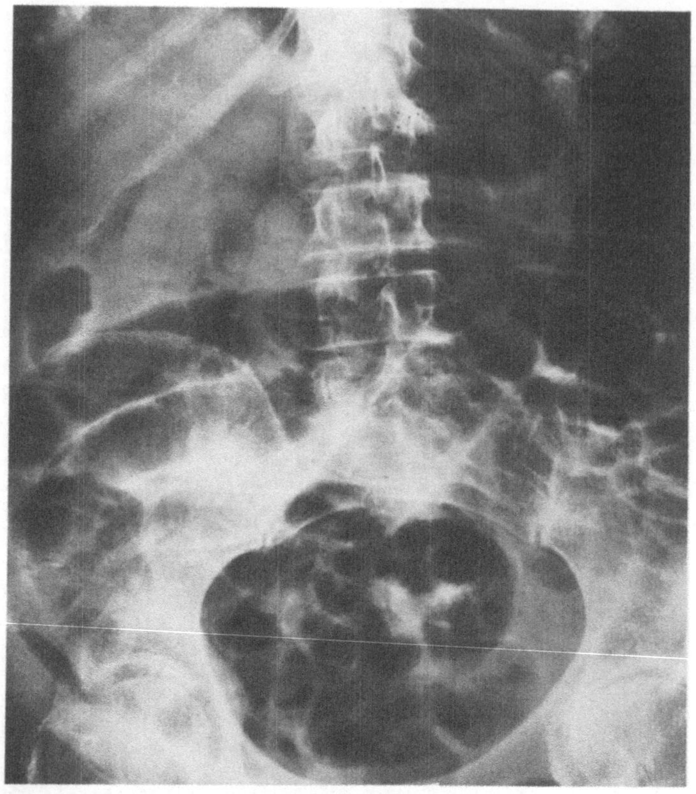

Abb. 12. Non-okklusive Darmischämie als Folge einer Herzinsuffizienz.
60jährige Patientin mit zunehmendem Abdominalschmerz seit 3 Tagen. Kein akutes Schmerzereignis, Diarrhö. Als Grunderkrankung wird ein postendokarditisches kombiniertes Aorten-Mitral-Vitium mit globaler Herzinsuffizienz behandelt.
Klinischer Befund: Abwehrspannung, fehlende Darmgeräusche, geblähtes Abdomen, Schocksymptomatik, Leukozytose.
Abdomenübersicht in Rückenlage. Ausgeprägte Dünndarmblähung mit begleitender Kolonblähung. Keine Distanzierung.
Nicht abgebildet: Abdomenübersicht in Linksseitenlage. Kein Hinweis für Perforation. Kombinierte Dünn- und Dickdarmblähung mit Spiegelbildung.
Operation: wird wegen schlechten Allgemeinzustands nicht durchgeführt. Die Patientin verstirbt
7 h nach Aufnahme. Sektion: subtotale, fortgeschrittene Infarzierung des gesamten Dünndarms
und des Kolons bis zur Transversummitte; kein zum Obduktionszeitpunkt nachweisbarer thromboembolischer Lichtungsverschluß der A. und V. mesenterica superior oder inferior. Fibrinöse Peritonitis, Schockniere, toxische Leberverfettung mit Zirkulationsstörungen, Lipoidentspeicherung der
Nebennierenrinde. Endgültige Diagnose: non-okklusive Darmgangrän

Ein weiteres, diagnostisch wichtiges Kriterium ist ausschließlich auf Aufnahmen in Linksseitenlage nachweisbar. Durch das Darmwandödem kommt es
zu einer Starre der betroffenen Schlingen, die dann nach Umlagerung des Patienten von der Rücken- in die Linksseitenlage ihre Position kaum verändern (sog.
„rigid-loop-sign") (Abb. 8 b, 10 b). Die Ausdehnung der Darmwandverdickung

steht in *keiner* festen Beziehung zur anatomischen Ausdehnung infarzierter Darmabschnitte.

Bei ausgedehnter Infarzierung des Darms sind meist langstreckige Abschnitte mit Darmwandverdickung nachweisbar (Abb. 7–9, 11). Liegt eine besser lokalisierte Infarzierung vor, ist die Darmwandverdickung mit Lumeneinengung und Distanzierung zur Nachbarschlinge auf kürzere Abschnitte begrenzt (Abb. 10, 19 b, c).

Die Laparatomie zeigt jedoch in fast allen Fällen, daß die Ausdehnung der Infarzierung *intraoperativ immer weit ausgedehnter* ist, als man es nach dem Röntgenbild erwartet.

Das Symptom der Darmwandverdickung ist fast ausschließlich am Dünndarm nachweisbar. Bei ausgedehnten Infarzierungen mit Dickdarmbeteiligung ist radiologisch am Kolon nur in Einzelfällen eine signifikante Zunahme der Wanddicke mit Ausbildung sog. „thumbprints" nachweisbar.

Das Darmwandödem als spezifisches Symptom ist bei arteriellen wie auch bei venösen Verschlüssen gleichartig vorhanden, obwohl unserer Ansicht nach die Dickenzunahme der Wand in Fällen mit Mesenterialvenenthrombose stärker ausgeprägt ist (Abb. 11 a).

Auffallend ist, daß bei allen Fällen von non-okklusiver Ischämie und traumatisch bedingten Durchblutungsstörungen dieses Symptom nativdiagnostisch *nicht* zur Darstellung kommt (Abb. 12, 14, 15, 28). Das zeitliche Auftreten der Darmwandverdickung durch Ödem und Blutung zeigt, daß dieses Symptom bei arteriellen und venösen Mesenterialthrombosen *kein Frühzeichen* darstellt; dieses Zeichen ist meist 10–18 h nach Auftreten erster Symptome nachweisbar.

Bei Mesenterialembolien tritt die Darmwandverdickung jedoch schon nach ca. 2 h auf und ist hier eindeutig dem *Frühstadium* zuzuordnen (Abb. 5 c).

6.3.2.2 Intramurale und intravasale Gasansammlungen

Gas außerhalb des Darmlumens entsteht bei fortschreitender Nekrose und Membranzerstörung durch Eindringen gasbildender Bakterien aus dem Darmlumen in die Darmwand, die Darmgefäße und in die Portalvenen.

Lineare bzw. perlschnurartige Gasansammlungen parallel zum Darmlumen finden sich in ca. 14% der Fälle (Tabelle 8) in den betroffenen Dünndarmabschnitten (Abb. 6, 13–16). Zwischen den zarten Gasstreifen intramural und in-

Tabelle 8. Häufigkeit extraluminärer Gasansammlungen intramural und intravasal bei Darmischämie im Schrifttum

Autoren	Häufigkeit [%]
Scott et al. [93]	16
Müller et al. [67]	15
Wittenberg et al. [124]	5
Eigenes Material	14

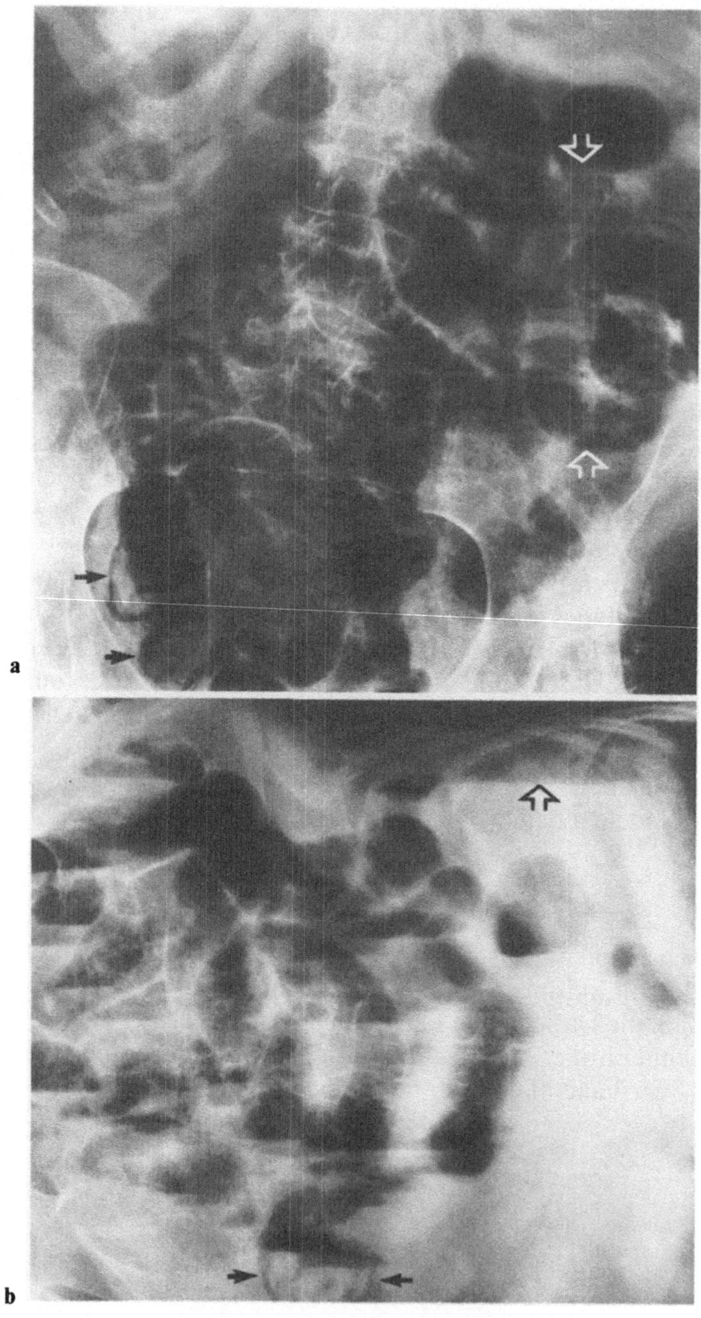

Abb. 13a, b

traluminärem Gas ist meist ein heller Streifen sichtbar, der Abschnitten der Darmwand entspricht.

Intramurale Gasansammlungen sind in allen Fällen von einer kombinierten Dünn- und Dickdarmblähung begleitet als Hinweis auf die zu diesem Zeitpunkt bereits vorhandene Peritonitis, wofür auch die klinische Symptomatik spricht (Abb. 6, 13–16).

Aus diesem Grund sind *intravasale* Gasblasen (Abb. 16, 22), die immer simultan mit intramuralen Gasansammlungen vorkommen, im Verlauf der Mesenterialvenen deutlich schlechter nachweisbar, da die Überlagerung der Mesenterialwurzel durch geblähte Dünn- und Dickdarmschlingen den Nachweis erschwert. Die wie im Tierversuch (Abb. 2e, 3c) von Gas ausgegossenen Mesenterialvenen zeichnen sich durch ihren charakteristischen Verlauf in Richtung der Mesenterialwurzel senkrecht zur Darmwand aus. Beim weiteren Transport dieses intravasalen Gases gelangt es auch in die Portalvenen, ein Befund, der besonders gut auf den Aufnahmen in Linksseitenlage nachweisbar ist (Abb. 3d, 16, 30). Gasansammlungen in der V. portae und ihren intrahepatischen Ästen, die sich im Gegensatz zur zentral gelegenen Aerobilie bis weit in die Peripherie verteilen, sind selten und verschlechtern die Prognose weiter (Abb. 3d, 16b, 30).

Im Gegensatz zu diesem intraportalen Gas, das bei Lagewechsel des Patienten ein anderes Verteilungsmuster einnimmt (Abb. 16, 30), sind intramurale Gasblasen in Magen, Dünn- und Dickdarm lagekonstant (Abb. 6, 13–16). Neben dem Nachweis von intramuralem und intravasalem Gas auf der Abdomennativaufnahme ist auf die deutlich bessere Darstellung dieses Phänomens in der *Computertomographie* hinzuweisen (Abb. 14, 22, 23). Auch *sonographisch* kann dieses Phänomen imponieren (Abb. 23), jedoch ist der Nachweis durch die meist vorliegende Überblähung betroffener Darmabschnitte sehr viel schwerer.

◄ **Abb. 13a, b.** Mesenterialarterienthrombose mit intramuralem Gas und Perforation. 73jährige Patientin. Seit 1 Tag Schmerzen im gesamten Abdomen, insbesondere im rechten Unterbauch. Erbrechen, blutige Diarrhö.
Klinischer Befund: brettharter Bauch, keine Peristaltik, Puls 110 min, Zyanose, äußerst schlechter Allgemeinzustand.
a Abdomenübersicht in Rückenlage. Vorwiegende Dünndarmblähung. An mehreren Stellen Gas in der Darmwand (⇒), besonders gut sichtbar in 2 orthograd getroffenen Schlingen im rechten Unterbauch (→).
b Abdomenübersicht in Linksseitenlage. Freie Luft als Hinweis auf eine Perforation (⇒). Multiple Dünndarmspiegel. Intramurales Gas (→◄—).
Operation (Probelaparatomie): Gangrän des gesamten Dünndarms und des Colon ascendens mit freier Perforation in den Peritonealraum und diffuser Peritonitis; Gas in der Darmwand. Die Patientin verstirbt wenige Stunden nach dem Eingriff. Obduktion: hämorrhagische Infarzierung von Dünndarm und Colon ascendens mit Perforation; diffuse Peritonitis; Gas in der Darmwand und in Mesenterialvenen. Ursache: Mesenterialarterienthrombose

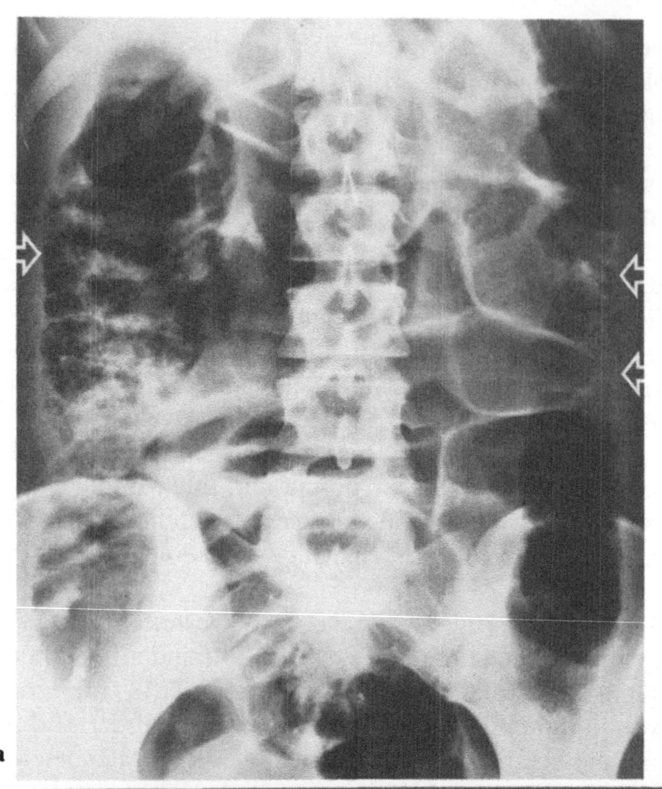

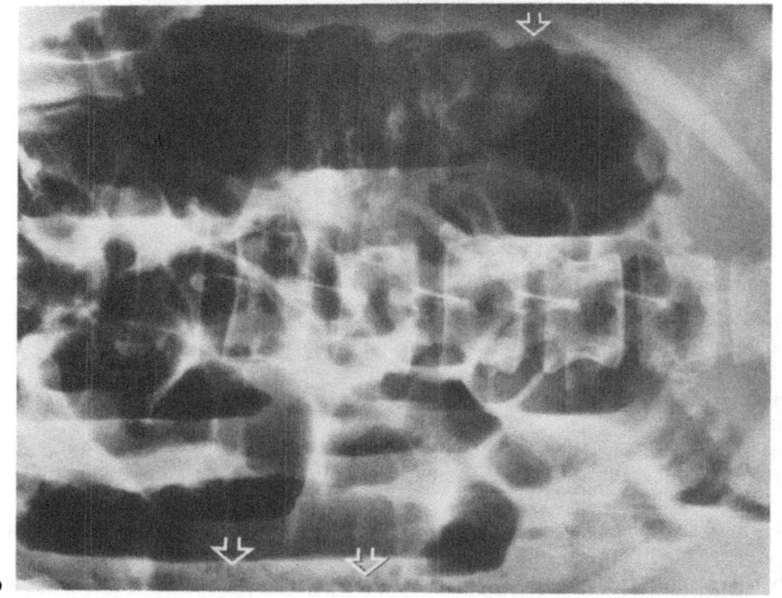

Abb. 14a, b

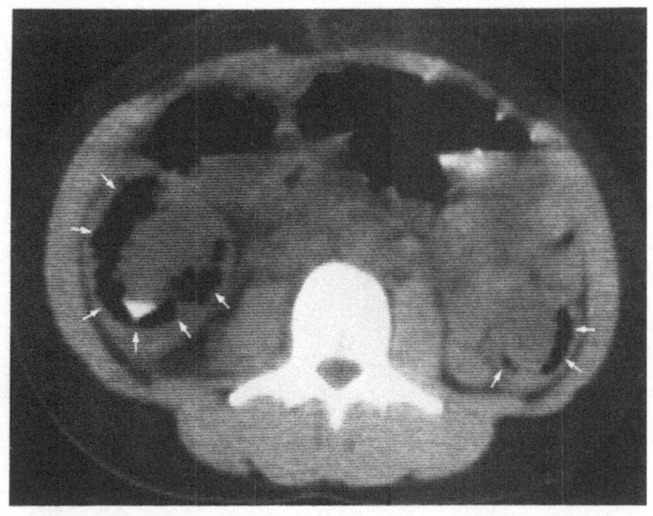

c

Abb. 14a–c. Non-okklusive Ischämie durch Digitalisintoxikation mit Kolonnekrose und intramuraler Gasbildung.

19jährige Patientin. Zustand nach Suizidversuch mit 80 Tabletten Novodigal à 0,2 mg, 20 Tabletten Isoket retard und 20 Tabletten Lexotanil.

Klinischer Befund: septische Temperaturen um 41 °C, Leukozytose von 21 000; Zustand nach Plasmapherese, temporärer Schrittmacher, zeitweilige kontrollierte Beatmung unter Intubation. Am 7. Tag nach Suizidversuch diffuse Défense, keine Peristaltik.

a Abdomenübersicht in Rückenlage. Kombinierte Dick- und Dünndarmblähung mit Überwiegen des Kolons. Bläschenförmige Aufhellungen in Projektion auf die Wand von Colon ascendens und Colon descendens (⇒).

b Abdomenübersicht in Linksseitenlage. Keine freie Luft. Multiple Spiegel, vorwiegend im Kolonbereich. Unveränderte Lage der Gasblasen im Colon descendens als Hinweis auf fixierte intramurale Gasbildung (⇒).

Operation: Dünndarmvolvulus *ohne* makroskopischen Hinweis für Kolonwandnekrose. Deshalb postoperativ erneute Abdomenübersichtsaufnahmen in 2 Ebenen: Progredienz der intramuralen Gasbildung im Kolon. Untermauerung des Befunds durch:

c Computertomographie des Abdomens (Schnitt in Höhe des 2. LWK). Massiv dilatiertes Colon ascendens mit einem Durchmesser von 10 cm. Teils sichelförmige, teils bläschenförmige, zirkuläre intramurale Aufhellungen in Colon ascendens und descendens mit der Dichte von Luft (→). Somit Bestätigung der Diagnose der Abdomenübersichtsaufnahme.

2. Operation 2 Tage nach Computertomographie wegen fortbestehender septischer Temperaturen: Die ventralen Darmwandabschnitte des Kolon sind weiterhin makroskopisch unauffällig. Erst *nach* Koloneröffnung eindeutige Mukosanekrose mit intramuralem Gas. Kolektomie mit Ileosigmoidostomie. Histologie: Nekrose der Mukosa und Submukosa sowie beginnend auch muskulärer Wandanteile; keine Gefäßverschlüsse; non-okklusive Ischämie durch Digitalisintoxikation. Die Patientin hat überlebt

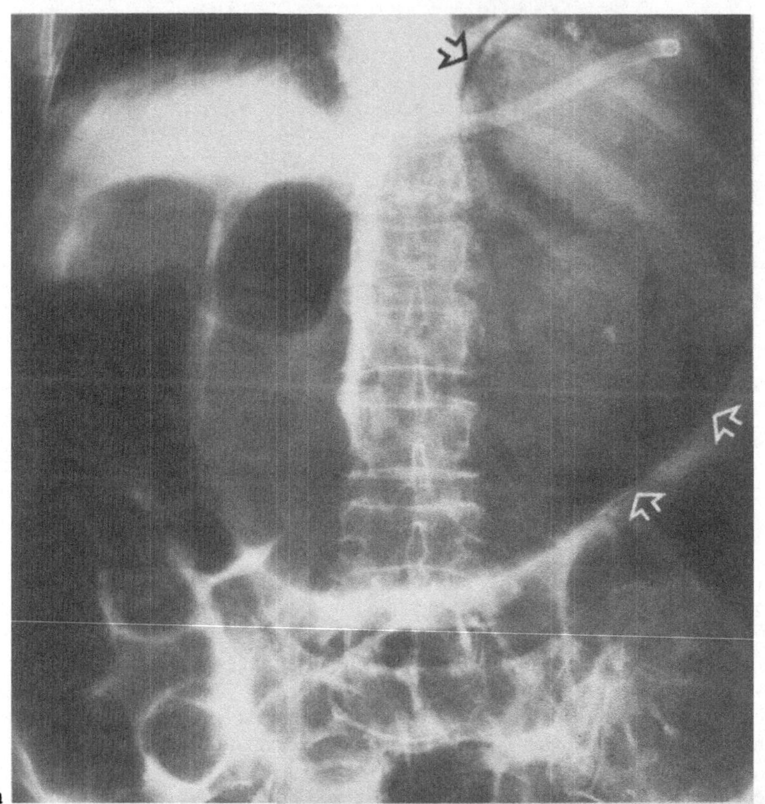

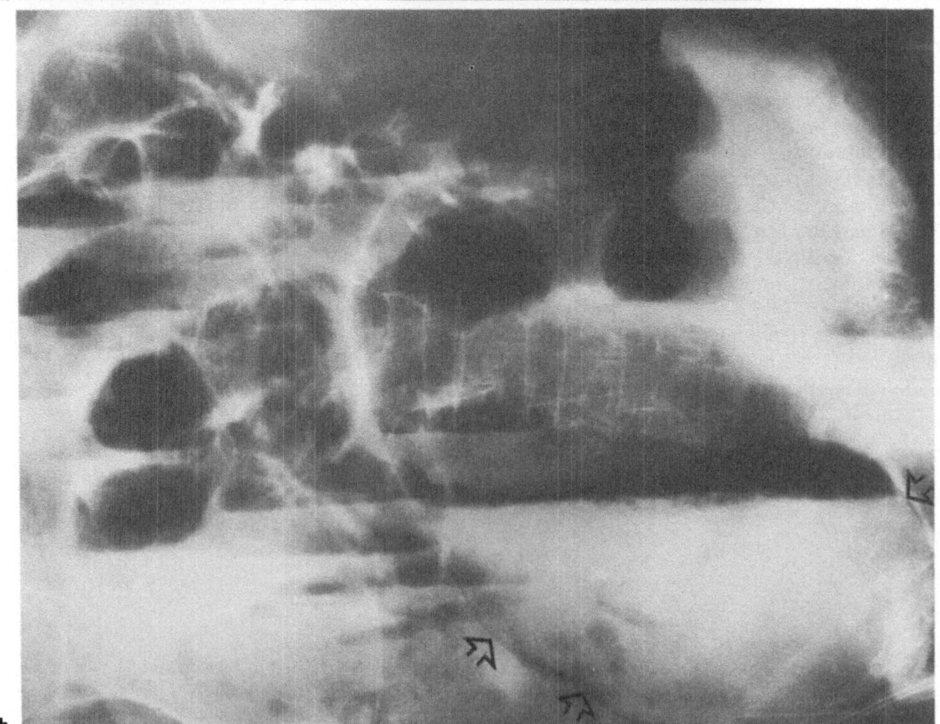

Abb. 15a, b

6.3.3 Differentialdiagnostik

6.3.3.1 Differentialdiagnostik der Darmwandverdickung

Hin und wieder werden Darmwandverdickungen geblähter Dünndarmschlingen auf der Abdomenübersicht in Rückenlage ohne klinische Symptomatik einer Ischämie diagnostiziert, die eine andere Ursache als ein Darmwandödem haben (s. folgende Übersicht).

Differentialdiagnostik der Darmwandverdickung mit Schlingendistanzierung im Nativröntgenbild

1) Ödem bei Ischämie
2) Morbus Crohn des Dünndarms
3) Peritonealkarzinose
4) Aszites zwischen Darmschlingen
5) Blutung in die Darmwand
6) Darmwandverdickung nach Strahlentherapie (radiogene Enteritis)
7) Amyloidose
8) Darmbefall durch malignes Lymphom
9) Pseudomyxoma peritonaei

In den meisten Fällen handelt es sich um *freie intraperitoneale Flüssigkeit* bei portaler Hypertension oder Peritonealkarzinose, wobei Aszites bzw. Tumorknoten zwischen den Darmschlingen liegen und eine Distanzierung durch Wandverdickung vortäuschen (Abb. 17). Diese Fälle lassen sich durch ein differentialdiagnostisch wichtiges Merkmal trennen: In allen unklaren Fällen ist eine Lumeneinengung der betroffenen distanzierten und scheinbar verdickten Schlingen *nicht* nachweisbar. Auch zeigen sie keine odembedingten Schleimhautveränderungen. Darüber hinaus ist bei der Umlagerung des Patienten von der Rückenlage in die Linksseitenlage keine starre oder persistierende Distanzierung der Schlingen zu diagnostizieren. Die einfachste Methode, einen Aszi-

◄ **Abb. 15a, b.** Non-okklusive Ischämie mit Gangrän von Magen, Dünndarm und Colon ascendens und intramuraler Luft in der Magenwand.
74jährige Patientin. Wegen Schizophrenie langjähriger Aufenthalt in geschlossener psychiatrischer Abteilung. Seit längerer Zeit Herzinsuffizienz und Bettlägerigkeit. Jetzt wegen Abdominalblähung Bauchschmerz und Erbrechen unklarer Genese in die Klinik eingewiesen.
Klinischer Befund: massiv geblähtes Abdomen, diffuser Druckschmerz, keine Abwehrspannung, keine Peristaltik, Puls 132/min.
a Abdomenübersicht in Rückenlage. Massive Gasblähung des Magens, Duodenums, Dünndarms und Dickdarms. Lineare Gasansammlung in der Magenwand, im Fundus und in der großen Kurvatur (⇒). Liegender Magenschlauch.
b Abdomenübersicht in Linksseitenlage. Keine freie Luft. Massive Gasblähung aller Magen-Darm-Abschnitte mit multiplen Spiegeln. Unveränderte Position des Gases in der Magenwand (⇒).
Operation (Probelaparatomie): Nekrose der gesamten Mukosa des Magens, des gesamten Dünndarms und des Colon ascendens, wahrscheinlich durch non-okklusive Ischämie. Die Patientin verstirbt Stunden nach der Operation

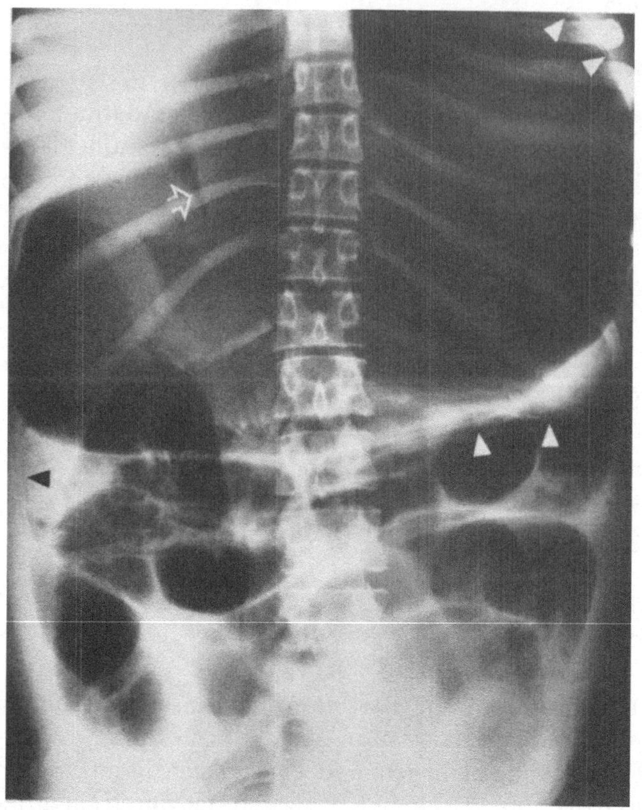

a

Abb. 16a–c. Darmgangrän infolge Mesenterialarterien- und -venenthrombose bei veraltetem Strangulationsileus.

13jähriges Mädchen mit querschnittsartigem Kaudasyndrom unterhalb L2 infolge einer angeborenen, operativ versorgten lumbosacralen Meningomyelozele. Wegen neurogener Blase und Hydronephrose links Operation mit Kolonkonduit vor 1 Jahr. Seit 3 Tagen zunehmend geblähtes Abdomen und auffallend gespannte Bauchdecken.

Klinischer Befund: meteoristisch geblähtes Abdomen, keine Peristaltik. Abdomineller Druckschmerz erst bei kräftiger Palpation und beim Umlagern. Leukozytose von 30000.

a Abdomenübersicht in Rückenlage. Groteske Magenblähung, isolierte Blähung des gesamten Dünndarms. Intramurales Gas in Magen (▶) und Dünndarm (▶) sowie intravasales Gas in den Mesenterialvenen und in der Pfortader (⇒).

b Abdomenübersicht in Linksseitenlage. Keine freie Luft. Massive Magen-, Duodenal- und Dünndarmblähung. Gas intramural (⇒), intravasal und intraportal (→).

c Abdomenübersicht mit Ösophagogramm (Gastrografin). Ein Magenschlauch konnte nicht eingeführt werden: Gastrografingefüllter Ösophagus mit Stop vor der Kardia (➔). Kein Kontrastmittelübertritt in den Magen. Intramural Gas im Magen (→). Gasgefüllte Mesenterial- und Magenvenen (⇒). Gas in der Pfortader (⇒).

Operation (Probelaparatomie): jauchige Durchwanderungsperitonitis bei altem Dünndarmstrangulationsileus durch Bride im terminalen Ileum; Totalnekrose des Magens, des gesamten Dünndarms bis zur Bauhin-Klappe; Totalnekrose des Duodenums; unauffälliges Kolon. Die Mesenterialarterien und -venen sind thrombosiert. Obduktion: hämorrhagische Gangrän von Magen, Duodenum und Dünndarm. Gas in der Magen- und Darmwand; blutiger Magen-Darm-Inhalt; blutiger Aszites; Thrombosierung der Mesenterialarterien und -venen, Pleuraergüsse beidseits; Leberödem mit Lebernekrosen

56

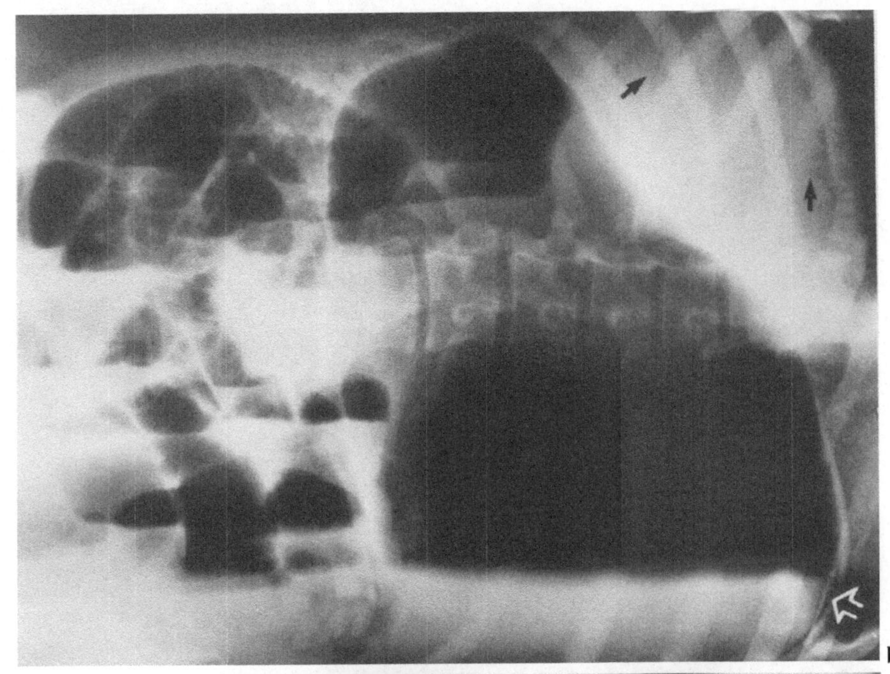
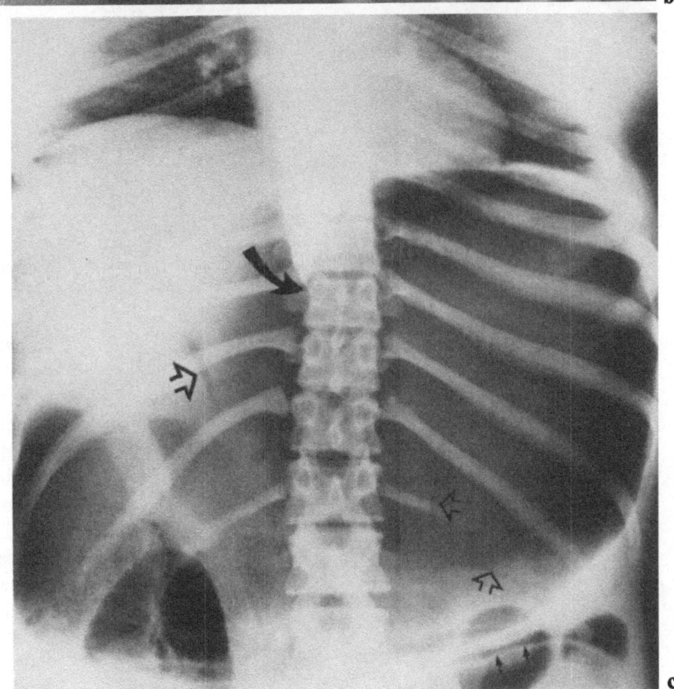

Abb. 16b, c

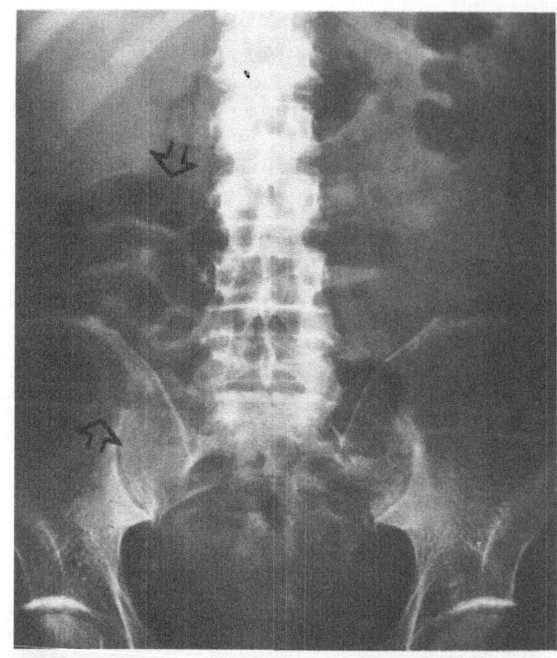

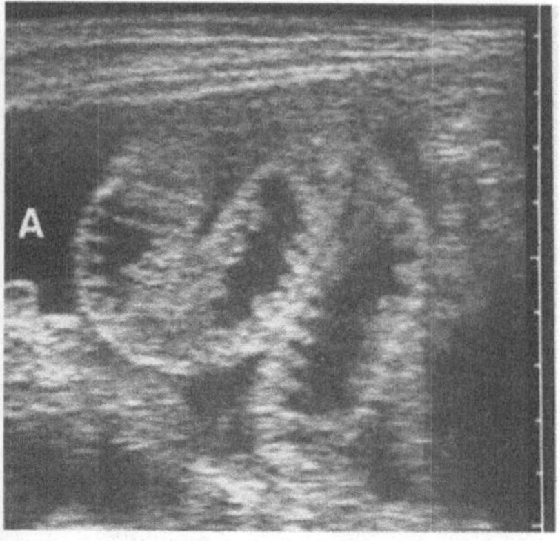

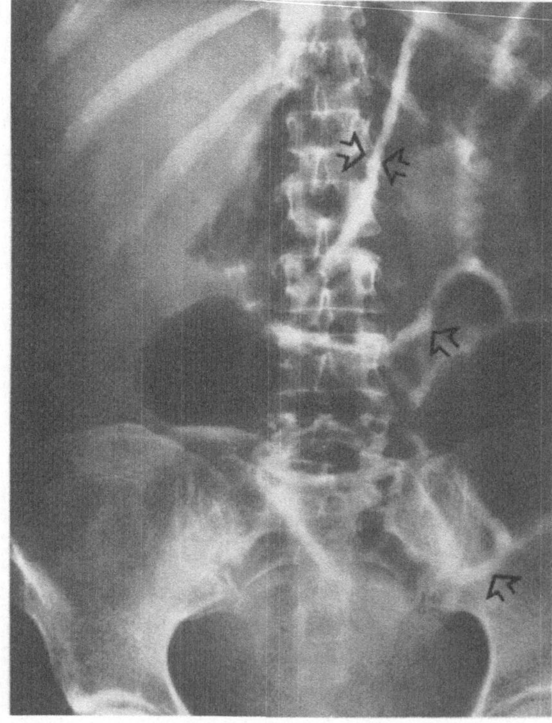

Abb. 17a–c. a Vortäuschung eines Darmwandödems mit Distanzierung im rechten Mittelunterbauch (⇒ ⇐) durch Aszites bei bekannter Leberzirrhose. Klinische Symptomatik untypisch für Darminfarkt.
b Vortäuschung eines Darmwandödems. Distanzierung durch diffuse, operativ gesicherte Peritonealkarzinose bei Ovarialkarzinom mit mechanischem Dünndarmverschluß (⇒ ⇐).
c Real-time-Sonographie des Abdomens (Flankenschnitt links), flüssigkeitsgefüllte Jejunumschlinge mit normal breiten Kerckring-Falten und normaler Wanddicke; Aszites *(A)*

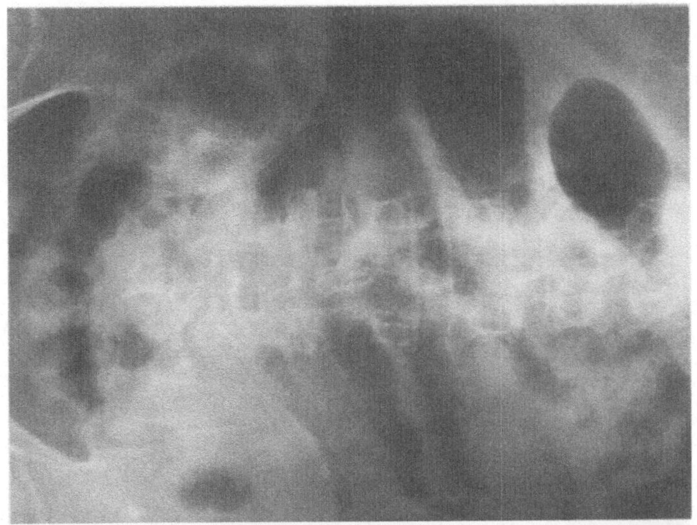

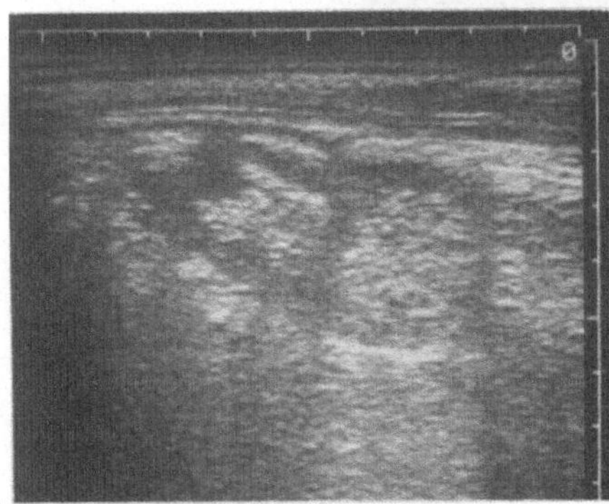

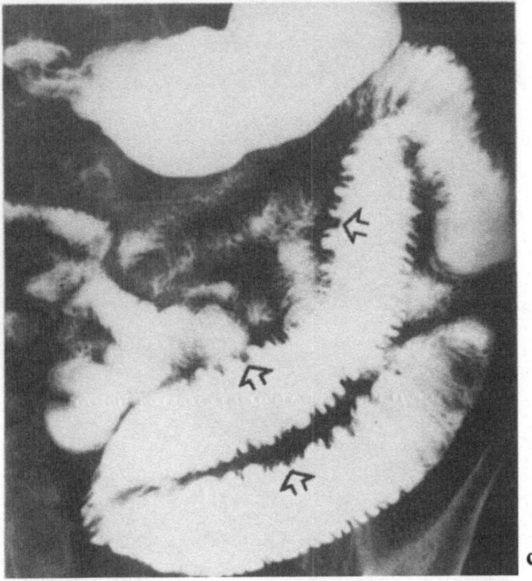

Abb. 18a–c. Intramurale Darmblutung nach Überdosierung von Antikoagulanzien.
60jähriger Patient mit Antikoagulation wegen Myokardinfarkt. Am Vortag der Untersuchung Absinken des Quickwerts unter 10%. Jetzt unklarer, diffuser Abdominalschmerz mit Völlegefühl und Erbrechen. Keine Durchfälle.
Klinischer Befund: weicher Bauch, Druckschmerz im Oberbauch, abgeschwächte Peristaltik, Puls 120/min; keine Leukozytose.
a Abdomenübersicht in Linksseitenlage (Aufnahme in Rückenlage liegt nicht vor). Isolierte Dünndarmblähung mit ausgeprägter Darmwandverdickung und „rigid loop sign".
b Real-time-Sonographie des Abdomens (Längsschnitt linker Unterbauch). Multiple, weitgestellte und wandverdickte Dünndarmschlingen. Konservative Therapie unter der Verdachtsdiagnose einer intramuralen Marcumarblutung.
c Magen-Darm-Passage (2 Tage nach der Abdomenübersichtsaufnahme). Segmentale Weitstellung des oberen Jejunums mit noch deutlich nachweisbarer Verdickung der Plicae circulares durch submuköse Hämatome

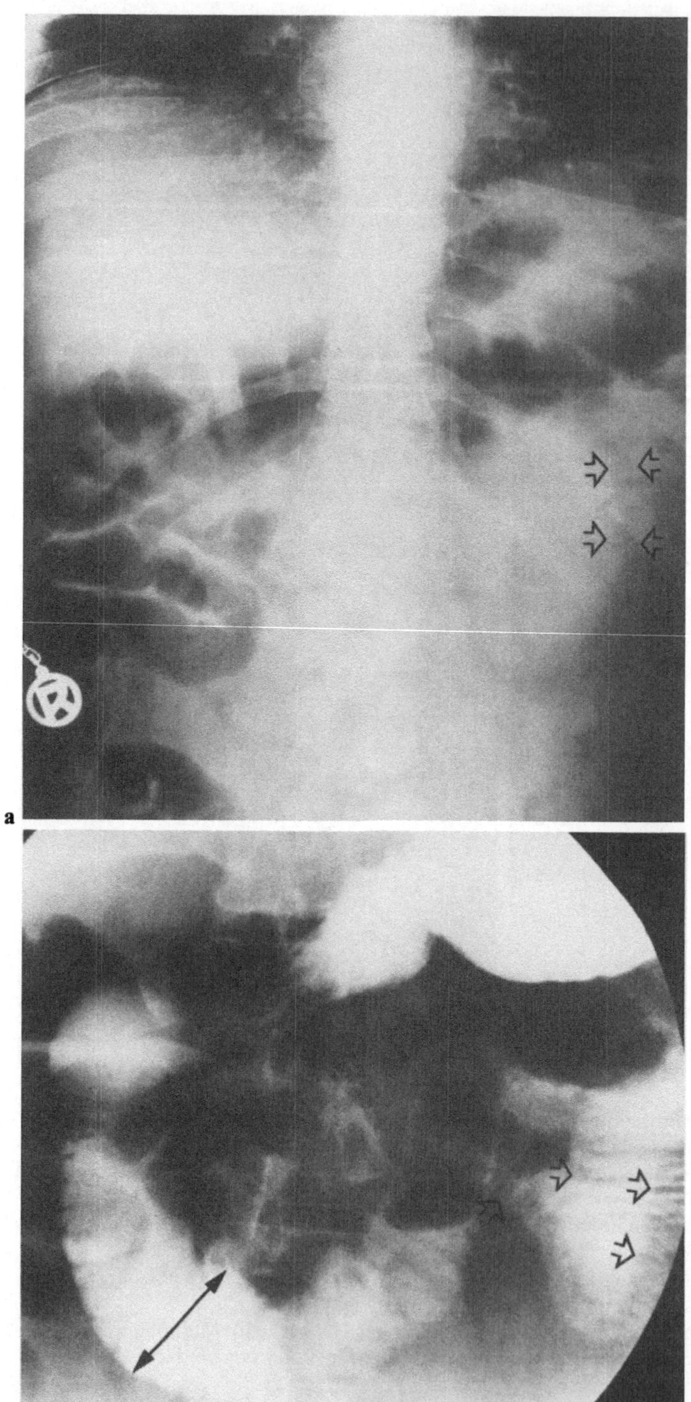

Abb. 19 a, b

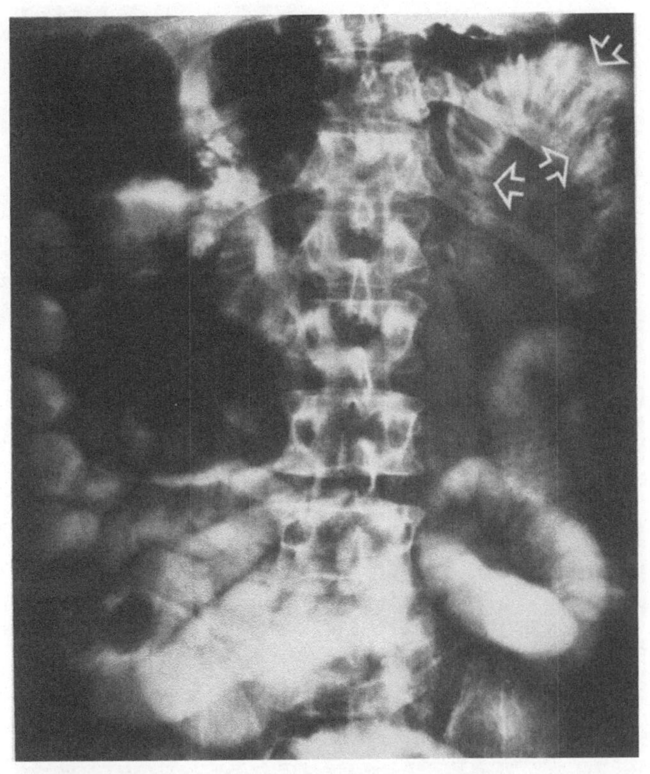

c

Abb. 19 a–c. Lokalisierte Mesenterialvenenthrombose jejunaler Venen. Diagnose *nur* durch MDP!
46jährige Frau in der Menopause. Jetzt plötzlich Erbrechen und unklare Schmerzen im Oberbauch.
Klinischer Befund: weiche Bauchdecken, kein Druckschmerz, normale Peristaltik, Puls 92/min.
a Abdomenübersicht in Rückenlage. Geringe, uncharakteristische Dünn- und Dickdarmblähung.
Unruhige, gezähnelte Gasverteilung im linken Oberbauch (Jejunum?) (⇒). Nicht dargestellt: Abdomenübersicht in Linksseitenlage. Keine freie Luft. Duodenal- und Magenblähung mit Spiegel
(als Hinweis auf mechanisches Hindernis?). Sonst keine neuen diagnostischen Gesichtspunkte. Zur
weiteren Abklärung:
b Gastrografinpassage. Weitgestelltes Duodenum und proximales Jejunum mit Schwellung der
Kerckring-Falten.
c Deutlich weitgestelltes, aufgebogenes Jejunum mit Faltenödem. Sonst zeitgerechte Passage.
Operation: lokalisierte Mesenterialvenenthrombose jejunaler Venen; Resektion von 30 cm Jejunum und End-zu-End-Anastomose. Patientin hat überlebt

tes auch in kleinen Mengen auszuschließen oder nachzuweisen, ist jedoch die
Real-time-Sonographie (Abb. 17 c).

Schwierigkeiten bereiten immer wieder unter Antikoagulation auftretende
intramurale Darmblutungen, die wie eine Darmischämie unter dem Bild eines
akuten Abdomens verlaufen können, wenn auch die Symptomatik meist weniger schwerwiegend ist (Abb. 18). Die intramuralen Hämatome führen zu einer
ausgeprägten, meist lokalisierten Darmwandverdickung mit Distanzierung und
gasgefüllten Lumina. Die Fälle, die wir beobachtet haben, konnten nur aufgrund der klinischen Symptomatik und der additiv durchgeführten *Sonographie* vom röntgenologisch ähnlichen Bild des Darminfakts (Abb. 19) differen-

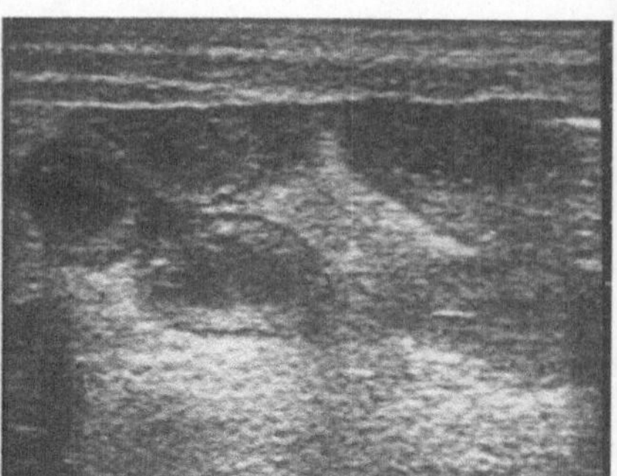

a

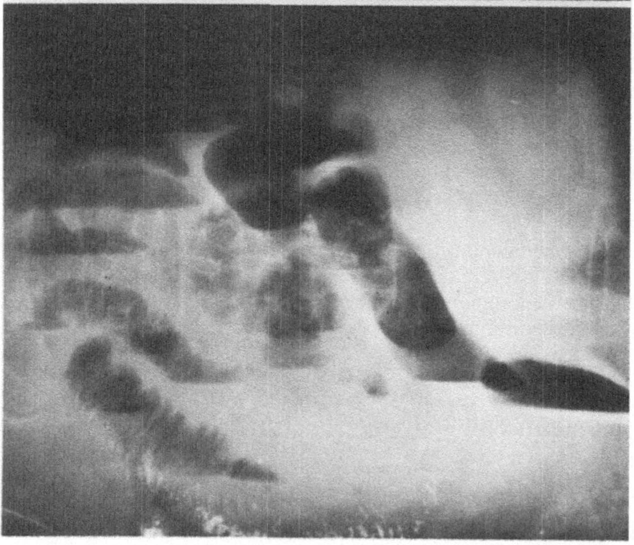

b

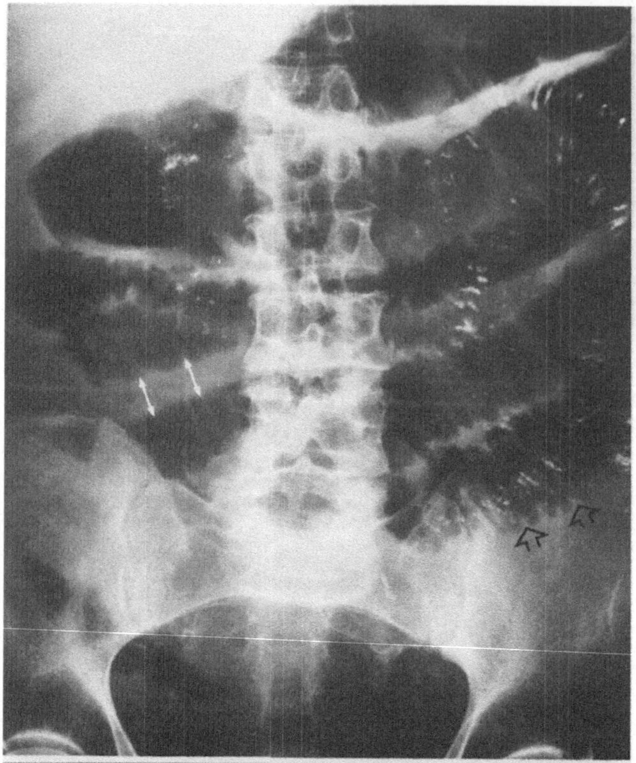

c

Abb. 20 a–c

62

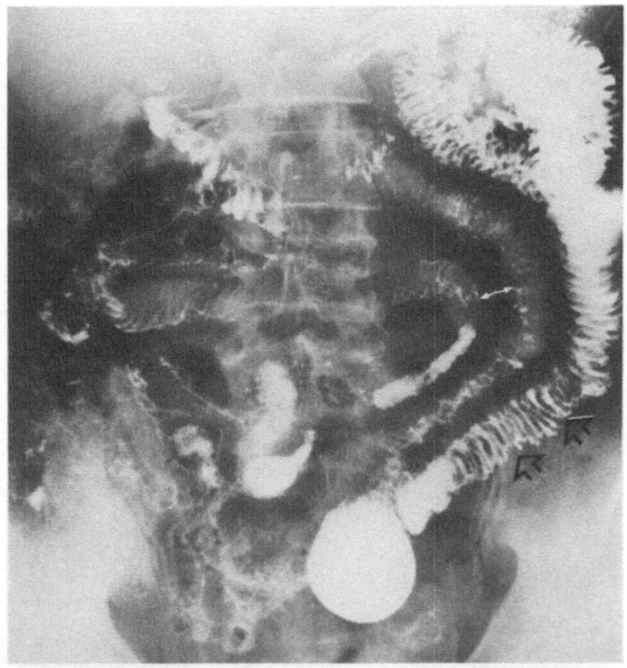

a

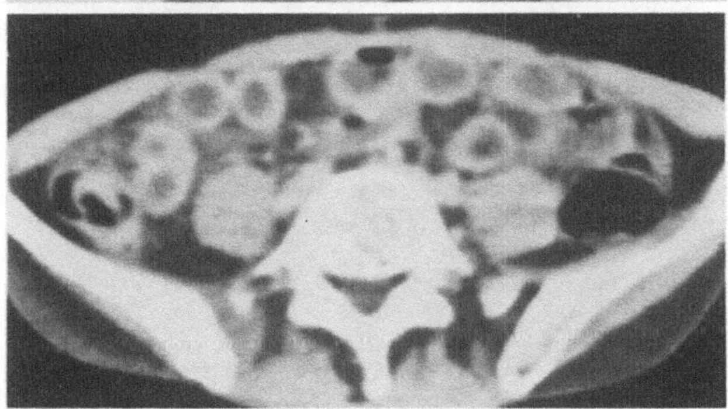

b

Abb. 21a, b. Darmwandverdickung nach Strahlentherapie.
41jähriger Mann. Zustand nach Strahlentherapie des Abdominalraums. Durchfälle und Tenesmen.
Kein akutes Abdomen.
a Fraktionierte Dünndarmpassage: durch Verdickung der Darmwand und Fibrolipomatose des
Mesenteriums hervorgerufene Distanzierung der bariumgefüllten Dünndarmschlingen (→). Deutliche Verdickung der Schleimhautfalten im Jejunum (⇒).
b Computertomographie des Abdomens (nativ) in Höhe der Darmbeinschaufeln: deutliche zirkuläre Wandverdickung aller dargestellten Dünndarmschlingen; angedeutete Zeichnungsvermehrung des mesenterialen Gewebes

◄ **Abb. 20a–c.** Amyloidose des gesamten Dünndarms und des Kolons.
66jähriger Patient. Aus der Rektumbiopsie vor Monaten Amyloidose gesichert. Seit Tagen profuse
Durchfälle. Jetzt seit 2 Tagen kein Stuhlgang mehr.
Klinischer Befund: massiv geblähtes Abdomen, weicher Bauch, kein Druckschmerz, keine Peristaltik, Puls 88/min.
a Abdomenübersicht in Rückenlage. Gasblähung des Magens und des Jejunums. Schwellung der
Kerckring-Falten und deutliche Distanzierung der gashaltigen Darmlumina.
b Abdomenübersicht in Linksseitenlage. Keine freie Luft; Magen-, Dudodenal- und Dünndarmblähung mit multiplen Spiegeln; Distanzierung der Darmlumina, Schwellung der Kerckring-Falten.
c Real-time-Sonographie des Abdomens. Längsschnitt von der linken Flanke her; flüssigkeitsgefüllte, deutlich wandverdickte Dünndarmschlingen ohne Peristaltik. Kein Aszites

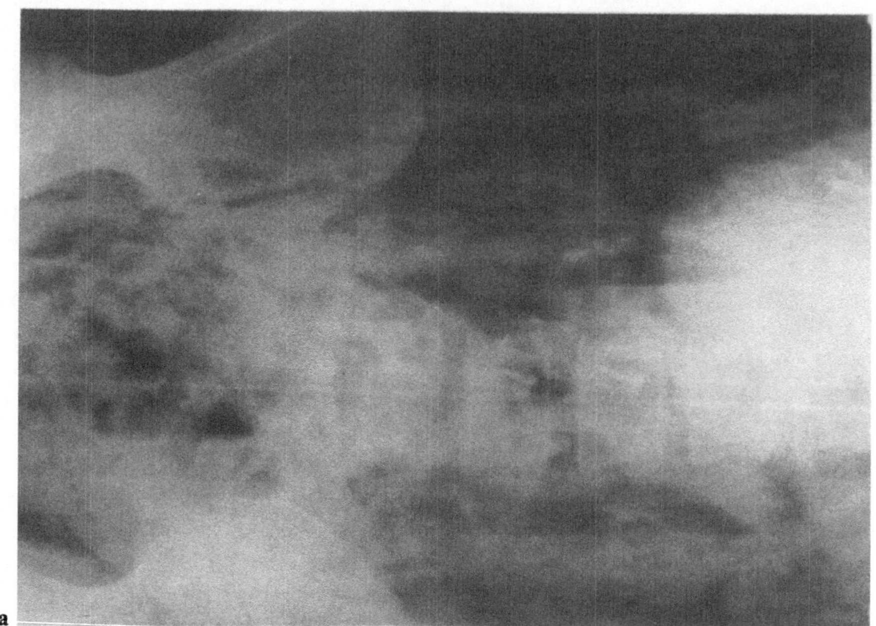

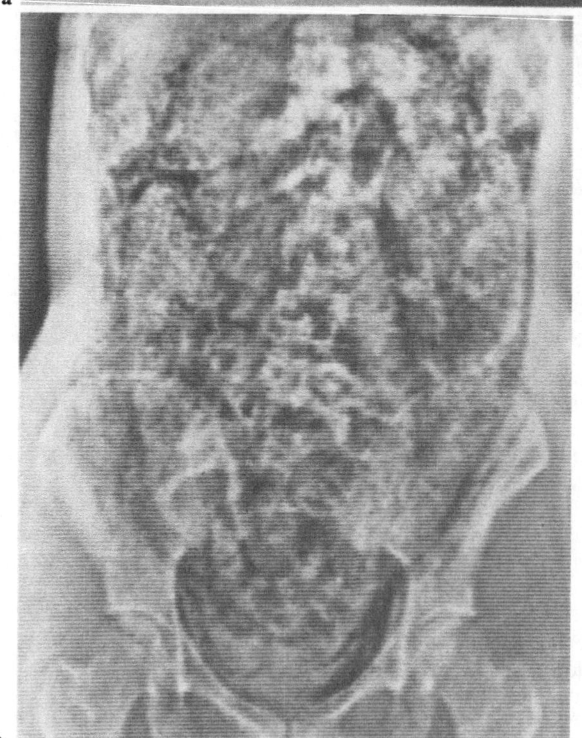

Abb. 22 a, b

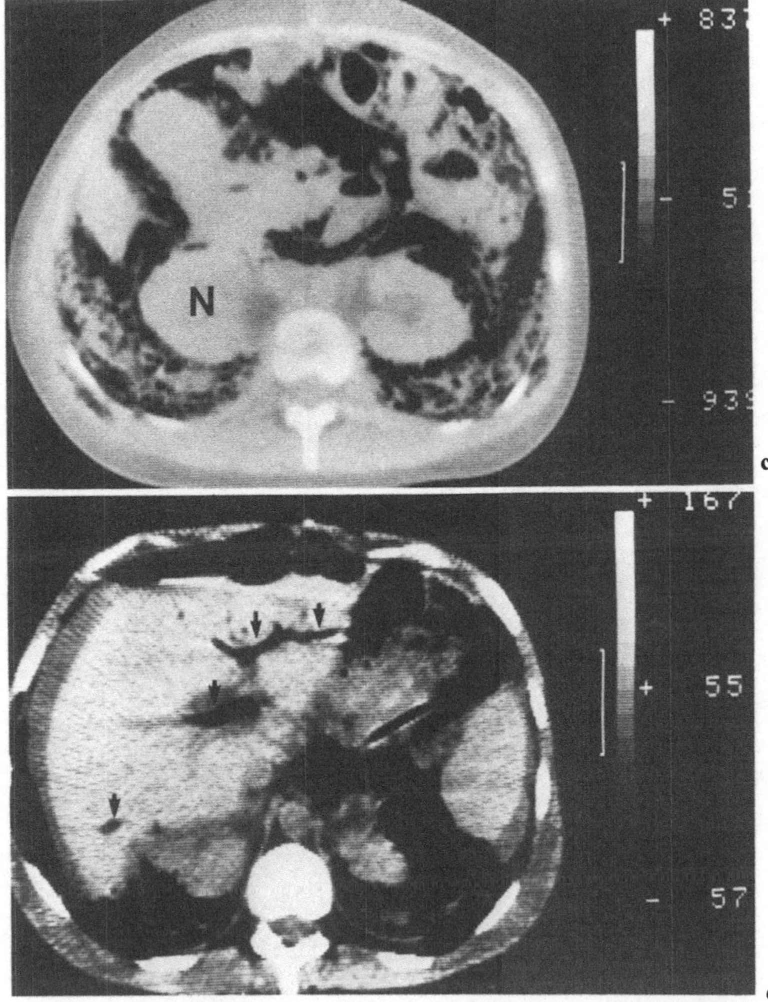

Abb. 22 a–d. Durch Intrauterinpessar bedingte Endometritis und Adnexitis mit Mischinfektion durch gasbildende Bakterien.

38jährige Patientin. Zustand nach B-II-Operation des Magens vor 3 Wochen. Fünf Tage nach Entlassung plötzliche Unterbauchbeschwerden. Klinikeinweisung mit der Verdachtsdiagnose Adnexitis. Gynäkologische Entfernung des seit ca. einem Jahr liegenden Intrauterinpessars. Gynäkologische Diagnose: Endometritis. Wegen zunehmender Schocksymptomatik Aufnahme auf die internistische Intensivstation.

Klinischer Befund: komatöse Patientin mit bretthartem Abdomen, keine Peristaltik. Leukozyten 1000, Körpertemperatur 35,5 °C, Quick-Wert 13%, PTT und PTZ > 2 min.

a Abdomenübersicht in Linksseitenlage. Massive Gasansammlung in Projektion auf das gesamte Abdomen. Eine eindeutige Zuordnung zwischen intraluminaler und freier Luft bzw. intra- oder extraperitonealer Lage der Luft ist nicht möglich.

b Computertomographie des Abdomens – Topogramm. Wie auf der Abdomenübersicht massive Gasansammlung im Peritonealraum, jedoch auch im kleinen Becken.

c Computertomographie des Abdomens in Höhe der Nieren (N). Gas intra- und retroperitoneal, intramural in der Darmwand, im Mesenterium und in den Mesenterialgefäßen.

d Computertomographie in Höhe der Leber. Aszites, freie intraperitoneale und retroperitoneale Luft. Gas im Pfortadersystem (→). Patientin verstirbt im Schock

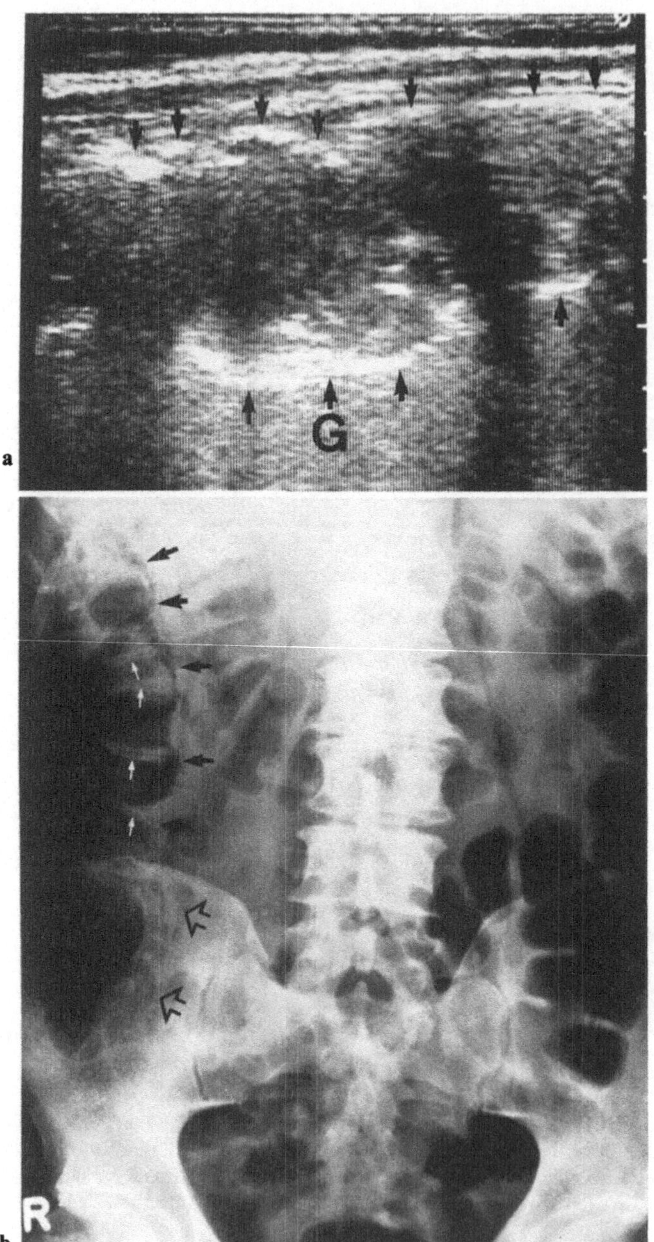

Abb. 23a–d. Benigne Pneumatosis cystoides coli unklarer Genese.
64jähriger Patient; vor 4 Wochen vollständige Entfernung des Dünndarms wegen Mesenterialvenenthrombose mit Duodenoaszendostomie. Jetzt stationärer Aufenthalt zur Einstellung auf totale parenterale Ernährung wegen des Short-bowel-Syndroms.
Klinischer Befund: weiches Abdomen, kein Druckschmerz, normale Peristaltik (?), Puls 88 min, kein Fieber, keine Leukozytose.
a Real-time-Sonographie des Abdomens. Längsschnitt rechter Unterbauch. Intramurales Gas (G) in der Vorder- und Hinterwand des Colon ascendens (→). Genese unklar. Deshalb:
b Abdomenübersicht in Rückenlage. Isolierte Kolonblähung. In der Wand des Zökum, vom Colon ascendens bis zur Transversummitte reichende lineare Gasansammlungen (→). Auch neben der Kolonwand Gasblasen, wahrscheinlich im Mesenterium bzw. in Mesenterialvenen (⇒). Zur weiteren Abklärung:

Abb. 23 c. Computertomographie des Abdomens – Topogramm. Im Topogramm deutlich bessere Erkennbarkeit der intramuralen Gasansammlung (→). Ansonsten gleicher Befund wie in der Abdomenübersicht.

d Computertomographie in Höhe des Zökumpols. Sichelförmig angeordnet deutliche Gasansammlung in der dorsalen und lateralen Zirkumferenz der Zökumwand (→). Gasblasen (G) vor dem M. psoas und im Bereich des Mesenteriums (→). Wegen nativdiagnostischer Zunahme der intramuralen Gasansammlung und wegen der Anamnese mit Mesenterialvenenthrombose erfolgt trotz fehlender klinischer Symptomatik eine Laparatomie. Keine Resektion. Multiple Gasblasen submukös im radiologisch beschriebenen Gebiet. Patient postoperativ seit 8 Monaten beschwerdefrei

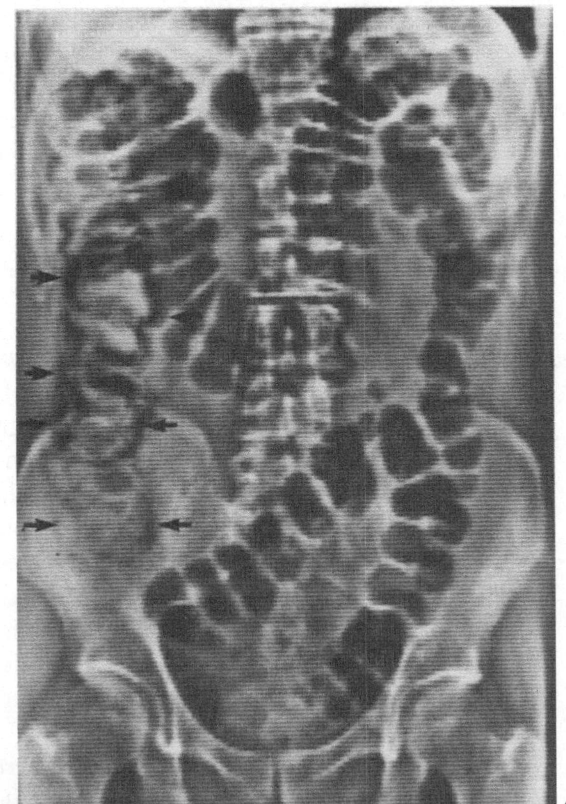

c

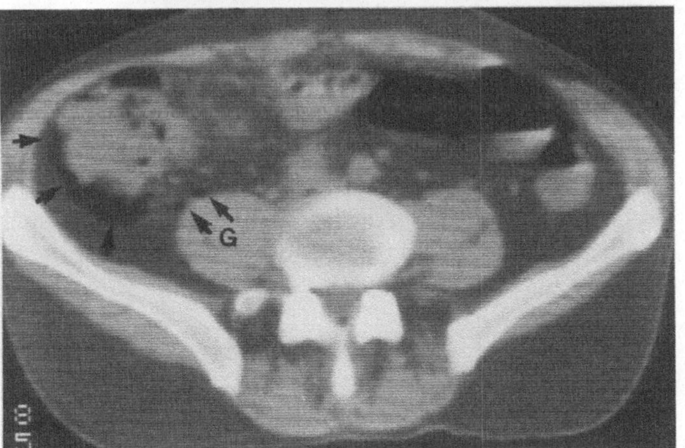

d

67

ziert werden. Die klinische Symptomatik bildet sich unter konservativer Therapie spontan zurück (Abb. 18). Darüber hinaus können auch die *Amyloidose* des Dünndarms (Abb. 20) und Folgen einer *Strahlentherapie* mit Wandödem und -fibrose im Röntgenbild ein ischämiebedingtes Ödem vortäuschen. Anamnese, Krankheitsbild und weitere sonographische oder computertomographische Untersuchungen ermöglichen eine Differenzierung (Abb. 21).

6.3.3.2 Differentialdiagnostik intramuraler und intravasaler Gasansammlungen

Die Differentialdiagnose umfaßt intravasale und intramurale Gasbildungen anderer Genese. Ein *Gasbrand* bzw. eine *gasbrandähnliche Infektion* durch andere gasbildende Bakterien mit intra- und retroperitonealen Gasansammlungen sowie Gas in der Darmwand und in abführenden Mesenterial- bzw. Portalvenen können eine Ischämie vermuten lassen. Erst die *Computertomographie* des Abdomens erleichtert die Diagnose der schweren Krankheitsbilder, da eine sichere Zuordnung der massiven Gasansammlung in den Weichteilen bzw. Darmschlingen nativdiagnostisch unmöglich ist (Abb. 22). Auch die *Pneumatosis cystoides* des Dünn- oder Dickdarms kann differentialdiagnostische Schwierigkeiten bereiten. Obwohl diese intramuralen Gasansammlungen auch sonographisch und computertomographisch eindeutig zu sichern sind (Abb. 23), kann die Differenzierung von der Gangrän nur klinisch, endoskopisch oder intraoperativ erfolgen.

In manchen Fällen können auch *inkarzerierte Hernien* mit Ischämie und *konsekutiver Perforation* Schwierigkeiten bereiten, da das aus der Perforationsstelle isoliert in den Bruchsack entweichende Gas intramurale Gasansammlungen vortäuschen kann. Allerdings ist in jedem Fall eine Operation indiziert, so daß die verfehlte Differentialdiagnose keine therapeutischen Konsequenzen hat (Abb. 24).

Die *nekrotisierende Enterokolitis* bei Säuglingen zeigt intramurale oder kombiniert intramural-intravasale Gasansammlungen mit auch intraportalem Gas. Diese Erkrankung, die bekanntlich eine Sonderstellung einnimmt, wird in einem späteren Kapitel (s. S. 81–86) gesondert besprochen (Abb. 30).

6.3.4 Angiographie

Liegen radiologisch oder klinisch Hinweise für eine mesenteriale Durchblutungsstörung vor und läßt der Allgemeinzustand des Patienten eine weitere Untersuchung zu, wird nach Rücksprache mit dem überweisenden Kollegen die *Angiographie* zum endgültigen Nachweis und zur Bestimmung von Lokalisation und Ausdehnung eines okklusiven oder non-okklusiven Gefäßprozesses durchgeführt.

In unserem Krankengut wurde der Abdomennativdiagnostik bzw. Sonographie unverzüglich in ca. 30% der Fälle eine Angiographie angeschlossen, in steigendem Umfang in den letzten 8 Jahren.

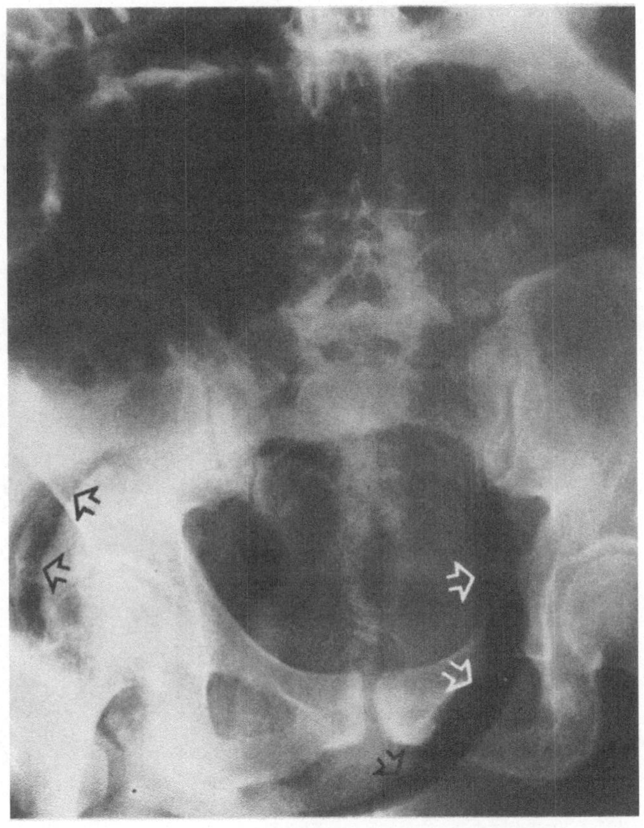

Abb. 24. Inkarzerierte Dünndarmhernie mit Ischämie und Perforation.
64jährige Patientin. Seit vielen Jahren große Inguinalhernie bekannt. Keine Operation. Jetzt Obstipation und Windverhaltung sowie lokaler Druckschmerz im Bruchsack.
Klinischer Befund: Bauchdecken weich, lokaler Druckschmerz im Bruchsack, keine Darmgeräusche, Puls 120/min.
Abdomenübersicht in Rückenlage. Massive Dünndarmblähung besonders einiger Jejunalschlingen. Im Bruchsack sichelförmige bzw. fast zirkuläre Gasansammlung.
Nicht abgebildet: Abdomenübersicht in Linksseitenlage. Keine freie Luft. Dünndarmblähung mit Spiegelbildungen. Sonst keine weiterführenden Symptome.
Operation: große inkarzerierte Dünndarmhernie, vorwiegend mit Ileum; 40 cm davon sind ischämisch und werden reseziert; kleine Perforation mit lokaler Gasansammlung im Bruchsack

Die Indikation zur Gefäßdarstellung sind meist spezifische Röntgensymptome der Nativuntersuchung mit Darmwandverdickung, Lumeneinengung und Distanzierung zu Nachbarschlingen. Nur selten wird schon kurz nach der Akutsymptomatik bei gasleerem Abdomen angiographiert (Abb. 5), allerdings liegt dann meist eine typische klinische Symptomatik und eine Anamnese mit bereits anderen embolischen Verschlüssen vor.

In wenigen Fällen mit unspezifischen Röntgenzeichen ist die klinische Symptomatik führend, und die Angiographie ist dann auch bei uncharakteristischer Röntgendiagnostik durchzuführen (Abb. 27, 28).

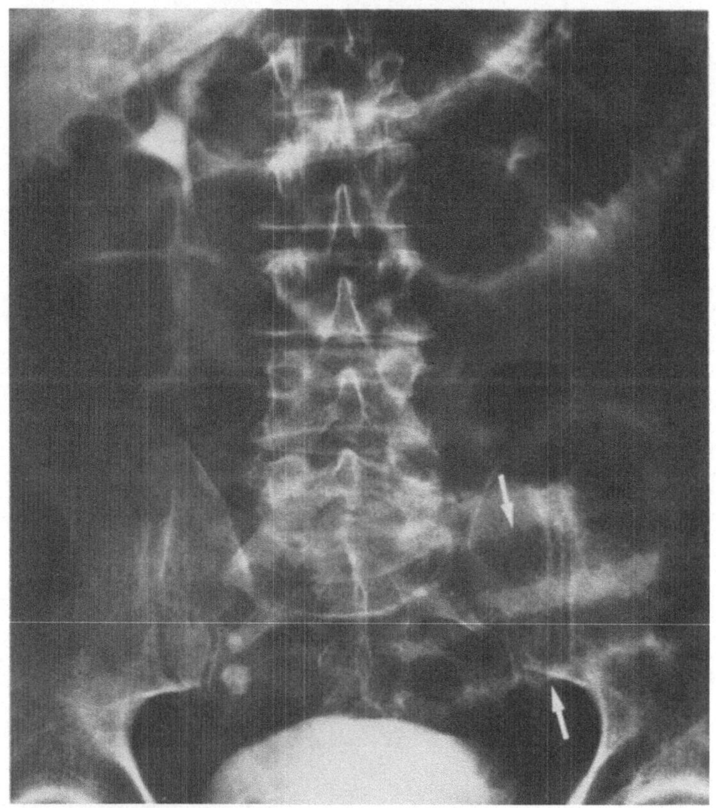

a

Abb. 25a–c. Verlauf einer Mesenterialarterienembolie kleiner ileumversorgender Äste.
55jähriger Patient mit seit 2 Wochen bestehenden, wechselhaften Oberbauchbeschwerden. Am
Abend der stationären Aufnahme starker Bauchschmerz.
Klinische Diagnose: Verdacht auf Ulkusperforation. Die Abdomenübersicht in 2 Ebenen ist unauffällig. Kein Hinweis für eine Perforation. Konservative Therapie. Am 2. Tag des stationären Aufenthalts kolikartiger Schmerz im linken Unterbauch. Daraufhin Anfertigung eines Urogramms, um einen linksseitigen Ureterstein auszuschließen.
a Urogramm. Kombinierte Dünn- und Dickdarmblähung mit Distanzierung von Dünndarmschlingen im linken Unterbauch *(Pfeil)*.
b Selektive Mesenterikographie. Je ein von Kontrastmittel umflossener Thrombus in 2 Ileojejunal-
ästen der A. mesenterica superior *(Pfeil)*.
Operation: livide Verfärbung eines 70 cm langen Dünndarmabschnitts mit Wandödem; kein Pulsa-
tionsausfall an den versorgenden Arterien; übrige Darmabschnitte ohne pathologischen Befund,
kein Hinweis für eine Stenose. Eine Resektion wird nicht vorgenommen.
c Magen-Darm-Passage 10 Wochen nach Erstuntersuchung wegen Durchfällen und Subileus-
erscheinungen. Langstreckige Stenosierung des Ileum im linken Unterbauch *(Pfeil)*. Operation
12 Wochen nach Erstuntersuchung: Resektion eines 40 cm langen Ileumanteils mit dem makroskopischen Bild einer regionalen Enteritis Crohn. Histologie: Enteritis regionalis Crohn

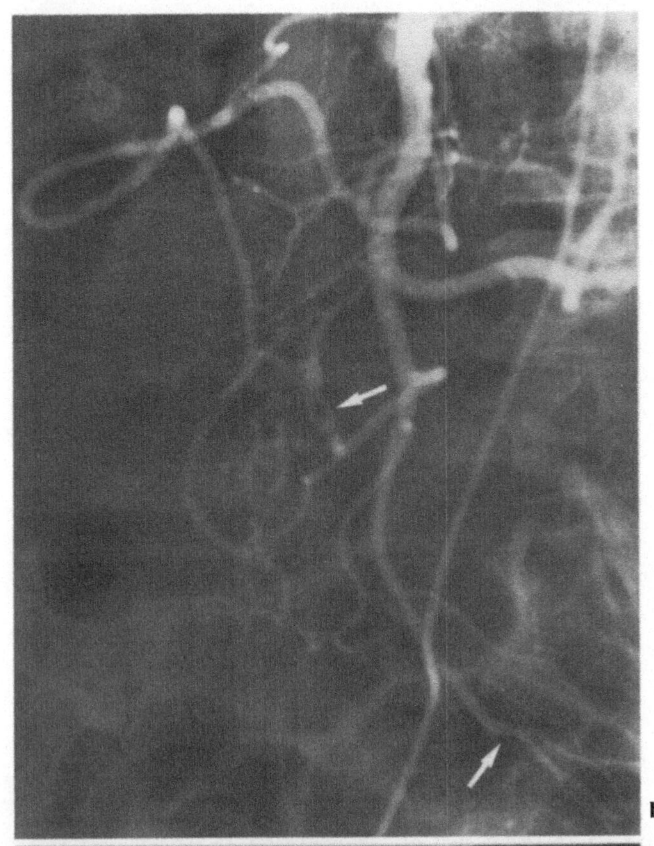

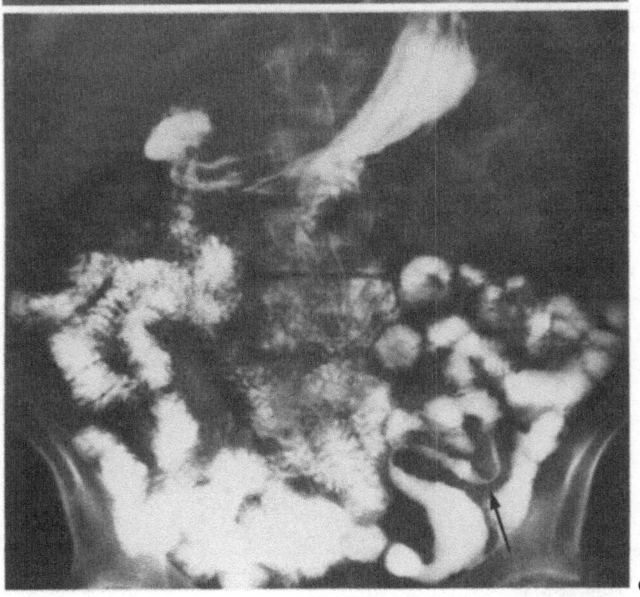

Abb. 25 b, c

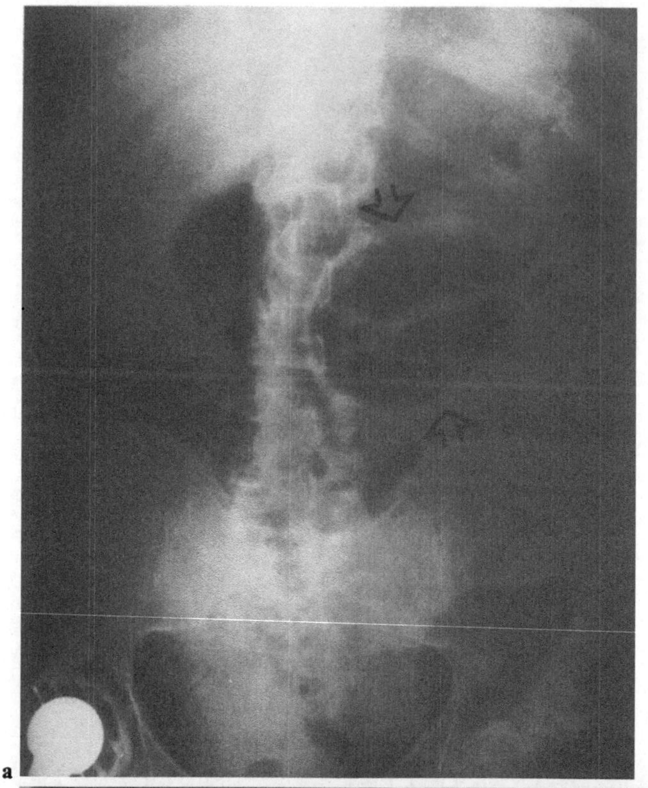

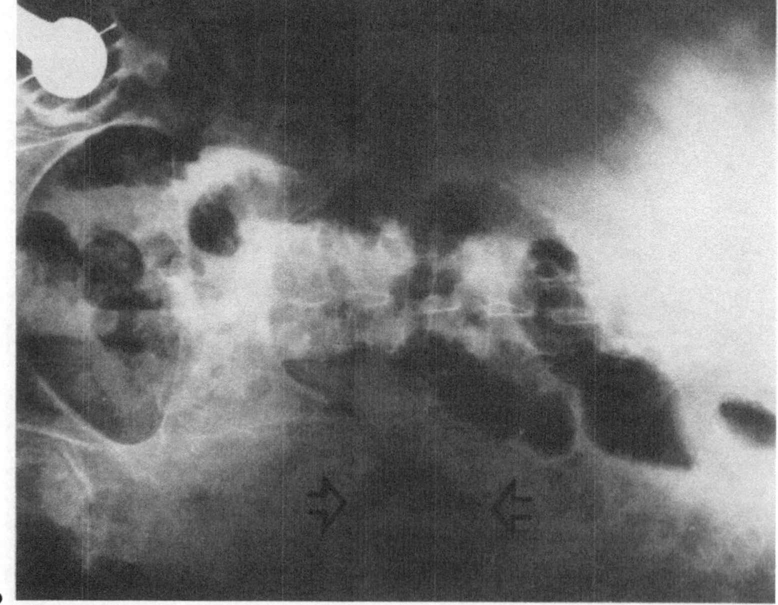

Abb. 26a, b

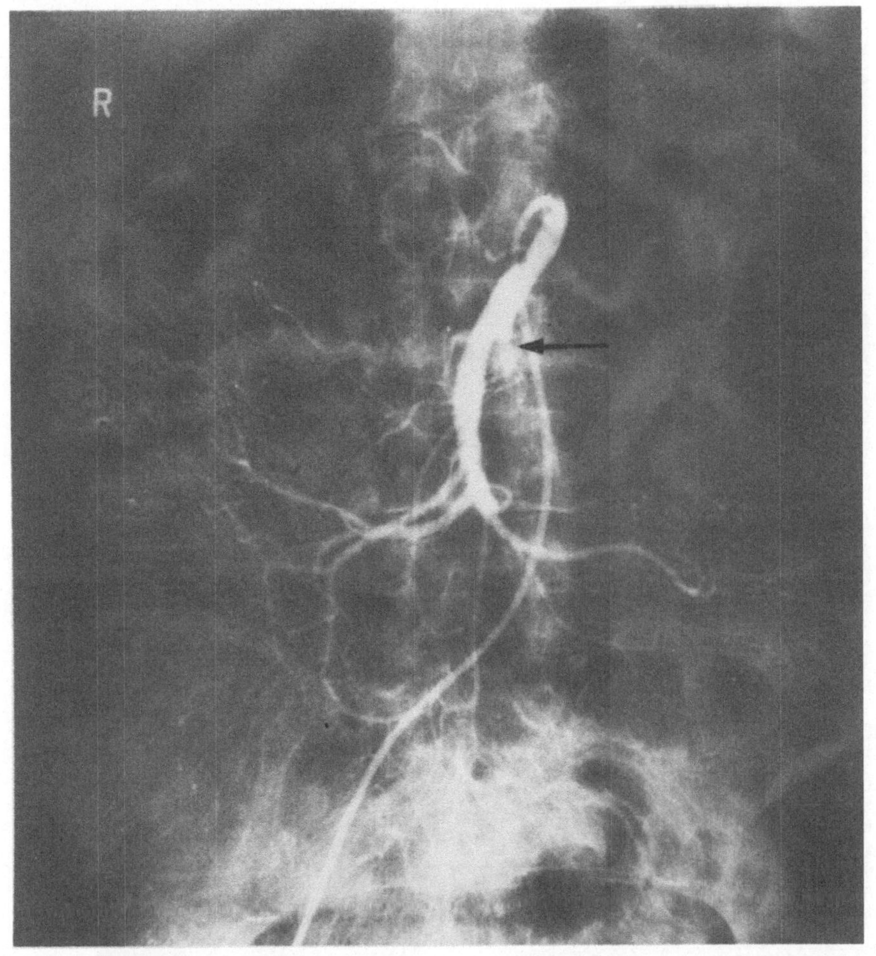

c

Abb. 26a–c. Angiographie bei Mesenterialarterienembolie.
64jähriger Patient mit plötzlich auftretenden, heftigen Bauchschmerzen. Als Grundleiden bekanntes Herzwandaneurysma.
Klinischer Befund: weiche Bauchdecken, diffuser Druckschmerz, herabgesetzte Darmgeräusche, Puls 130/min mit Pulsdefizit; keine Leukozytose.
a Abdomenübersicht in Rückenlage ca. 8 h nach Erstsymptomatik. Isolierte Dünndarmblähung mit segmentaler Wandverdickung im Jejunalbereich *(Pfeil)*.
b Abdomenübersicht in Linksseitenlage. Vereinzelte Dünndarmspiegel; auch in Linksseitenlage deutliche Wandverdickung der oben erwähnten Jejunalschlinge *(Pfeil)*.
c Selektive Mesenterikographie. Embolischer Verschluß der Rami jejunales zentral *(Pfeil)*.
Operation: beginnende hämorrhagische Nekrose von 1,2 m Jejunum mit deutlichem Wandödem; Resektion. Patient hat überlebt

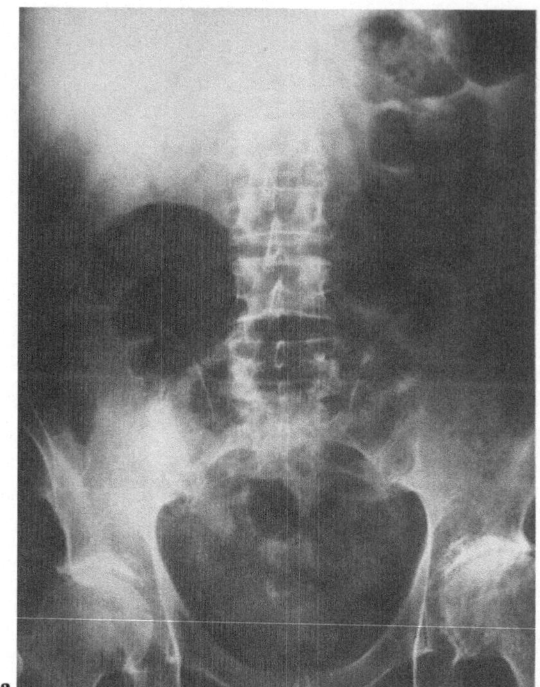

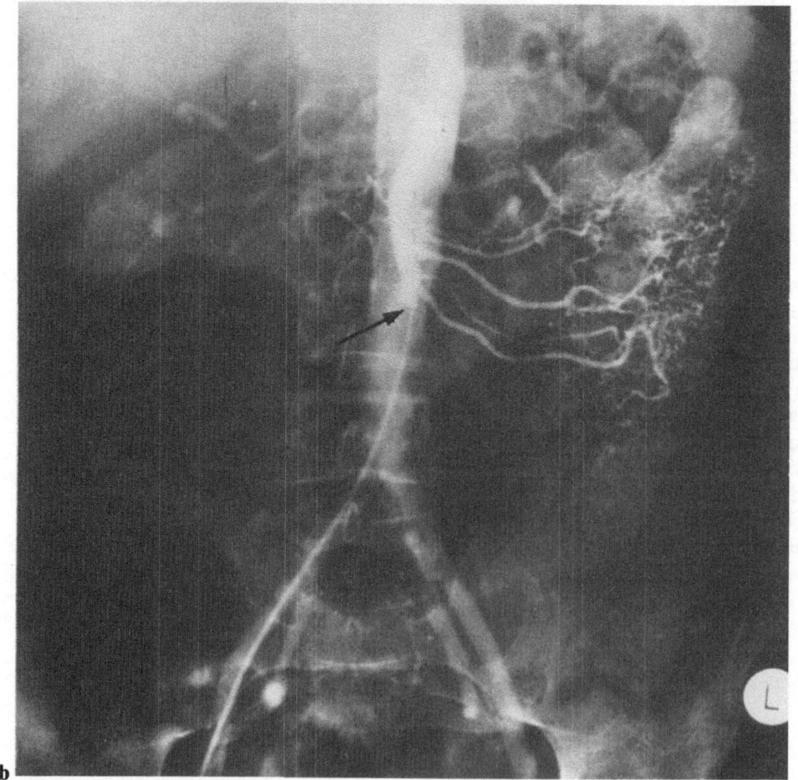

Abb. 27a, b

74

Allerdings birgt dieses aggressivere diagnostische Vorgehen auch die Gefahr in sich, daß bei klinischem oder radiologischem Verdacht auf mesenteriale Durchblutungsstörungen häufiger eine selektive Mesenterikographie durchgeführt wird, die dann den Verdacht der Darmischämie *nicht* bestätigt.

Die Angiographie wird, bis auf wenige Ausnahmen (Arteriosklerose oder Verschlüsse der Iliakalarterien, Aortenverschluß), in Seldinger-Technik vorgenommen. Man beginnt meist mit der Übersichtsaortographie und schließt die selektive Darstellung der A. mesenterica superior an, kann aber auch die Mesenterikographie primär selektiv durchführen.

Embolien und *Thrombosen* werden angiographisch als okkludierende oder allseits von Kontrastmittel umflossene, singuläre oder multiple Füllungsdefekte dargestellt (Abb. 5, 26, 27, 29). Bei inkomplettem Verschluß der A. mesenterica superior wird der Embolus oder mehrere kleine Emboli mantelförmig vom Kontrastmittel umspült (Abb. 25, 29), während sich die periphere mesenteriale Strombahn offen, aber minderperfundiert darstellt. Je nach Größe blockiert der Embolus die A. mesenterica superior bereits im Abgangsbereich (Abb. 5, 27) und führt zu einer Ischämie des gesamten Dünndarms und der rechten Kolonhälfte. Kleinere Emboli okkludieren mittlere Verzweigungen (Abb. 26) oder blockieren die distalen ilealen oder jejunalen Aufzweigungen (Abb. 25, 29). Letztere Verschlußlokalisation führt zwar nativdiagnostisch zum Wandödem, jedoch ist intraoperativ nicht immer eine Infarzierung der von diesen Ästen versorgten Schlingen nachweisbar, lediglich das Ödem und eine livide Verfärbung bei erhaltenem Puls der zuführenden Gefäße (Abb. 25).

Ist die A. mesenterica superior direkt hinter ihrem Abgang – an der Stelle höchster Inzidenz arteriosklerotischer Veränderungen – verschlossen, ist es anhand der Bildanalyse meist nicht möglich, zwischen embolischem und thrombotischem Gefäßverschluß zu differenzieren. Das Vorliegen ausgeprägter, z. T. lumeneinengender arteriosklerotisch bedingter Wandunregelmäßigkeiten spricht mehr für einen thrombotischen Verschluß, obwohl gerade an diesen arteriosklerotischen Plaques Emboli am leichtesten hängen bleiben und das Gefäß verschließen.

◄ **Abb. 27a, b.** Mesenterialarterienembolie. Abklärung durch Angiographie.
51jähriger Patient mit schlagartig einsetzendem Abdominalschmerz und initialer Diarrhö. Der Patient ist in stationärer Behandlung wegen eines kombinierten Mitralvitiums.
Klinischer Befund: geblähtes Abdomen, weiche Bauchdecken, kein sicherer Druckschmerz; normale Peristaltik, absolute Tachyarrhythmie; keine Leukozytose.
a Abdomenübersicht in Rückenlage. Uncharakteristische isolierte Kolonblähung mit Koprostase. Nicht abgebildet: Abdomenübersicht in Linksseitenlage. Kolonblähung mit Spiegelbildung im Aszendens. Kein Hinweis für Perforation. Wegen der Anamnese und der klinischen Symptomatik Verdacht auf Mesenterialarterienembolie.
b Selektive Mesenterikographie. Zentraler Verschluß der A. mesenterica superior distal der Abgänge der Rr. jejunales.
Operation: beginnende Infarzierung des Ileum mit massiver Ödembildung der Wandabschnitte und großen Flüssigkeitsansammlungen in den Darmschlingen; subtotale Dünndarmresektion mit Colon ascendens. Der Patient hat überlebt

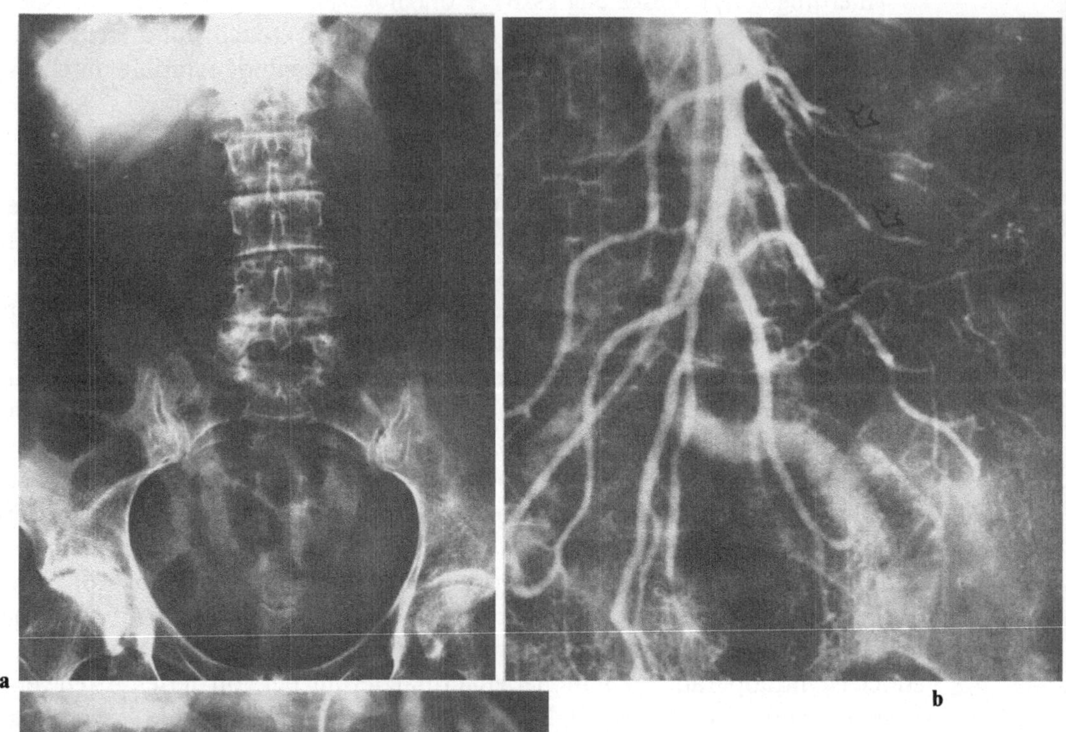

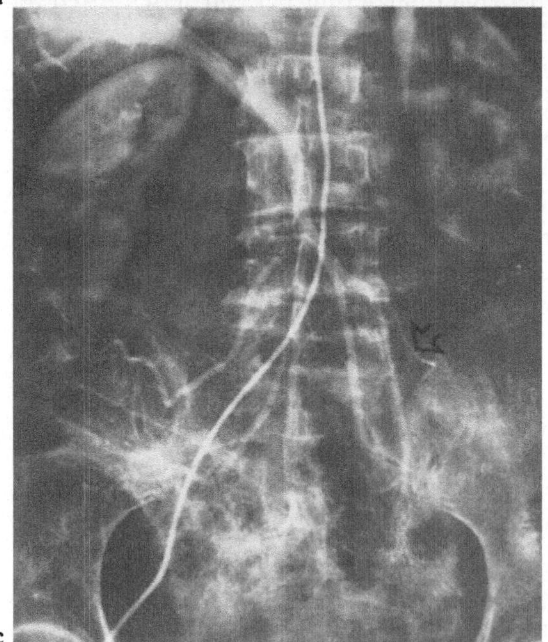

Abb. 28 a–c

Eine spezielle Varietät stellt die *non-okklusive Darmischämie* dar, auch angiospastische Mesenterialinsuffizienz oder funktioneller Verschluß genannt (Abb. 28).

Ein charakteristischer Befund ergibt sich durch segmentäre, spindelförmige Vasokonstriktion einiger Arterienäste (Abb. 28) und durch den stark verzögerten Kontrastmittelfluß durch diese Gefäßabschnitte mit simultaner Darstellung schon gefüllter Mesenterialvenen und noch restierend dargestellten kleineren Arterien (Abb. 28). Durch die segmentäre Vasokonstriktion kommt es zur Widerstandserhöhung und damit zur Durchblutungsverminderung im Versorgungsgebiet dieser kleinen Äste, entsprechend den intraoperativ erhobenen Befunden mit segmentaler Verfärbung einzelner Darmabschnitte und zwischengeschalteten normal durchbluteten Bezirken (Abb. 28). Erstaunlich ist, daß bei einer systemisch wirkenden Intoxikation z. B. mit Digitalis nicht alle Äste der A. mesenterica superior spastisch enggestellt sind und sich die übrigen Äste angiographisch normal weit darstellen.

Die pathologischen Auswirkungen der angiographisch dargestellten Gefäßverschlüsse sind in Tabelle 9 zusammengefaßt.

Tabelle 9. Häufigkeit der Ausbildung eines Darminfarkts in Abhängigkeit von der angiographisch gesicherten Verschlußlokalisation (eigenes Material)

Gefäßokklusion	n	Dünndarminfarkt	Koloninfarkt
		n	n
Hauptstamm der A. mesenterica superior	11	11	9
Jejunum	1	1	–
Jejunum und Ileum	6	6	–
Ileum	5	4	–
Kein Verschluß (non-okklusiv)	1	1	–

◄ **Abb. 28 a–c.** Non-okklusive Darmischämie durch Digitalisintoxikation.
78jähriger Patient mit schon seit Monaten rezidivierenden Bauchschmerzen. Jetzt seit ca. 16 h anhaltende und langsam zunehmende kolikartige Schmerzen und heftiges Erbrechen.
Klinische Symptomatik: weiche Bauchdecken, diffuser Druckschmerz im Abdomen, nur spärliche Darmgeräusche, Puls arrhythmisch, 120/min; keine Leukozytose.
a Abdomenübersicht in Rückenlage. Uncharakteristische Darmgasverteilung mit mäßiger Kolonblähung im Aszendensbereich. Nicht abgebildet: Abdomenübersicht in Linksseitenlage. Keine Spiegelbildung, keine freie Luft als Hinweis auf Perforation.
Klinisch weiterhin Verdacht auf Gefäßprozeß, wegen Verdacht auf Digitalisüberdosierung Digitoxin-RIA-Test mit Zeichen der Überdosierung.
b Selektive Mesenterikographie, arterielle Phase. Segmentale Einengungen der Jejunalarterien mit Kaliberschwankungen *(Pfeil)*.
c Selektive Mesenterikographie, venöse Phase. Stase des Kontrastmittelflusses in einer Jejunalarterie (⇒) bei sonst regelrechtem venösem Abfluß.
Operation: segmental ischämischer, ödematöser Dünndarm; Resektion von 1,2 m Dünndarm. Histologie: beginnende hämorrhagische Mukosanekrose; segmentale Wandnekrose; kein Nachweis arterieller oder venöser Gefäßverschlüsse. Abschließende Diagnose: non-okklusive Darmischämie bei Digitalisintoxikation. Patientin 3 Tage nach der Operation an Nierenversagen verstorben

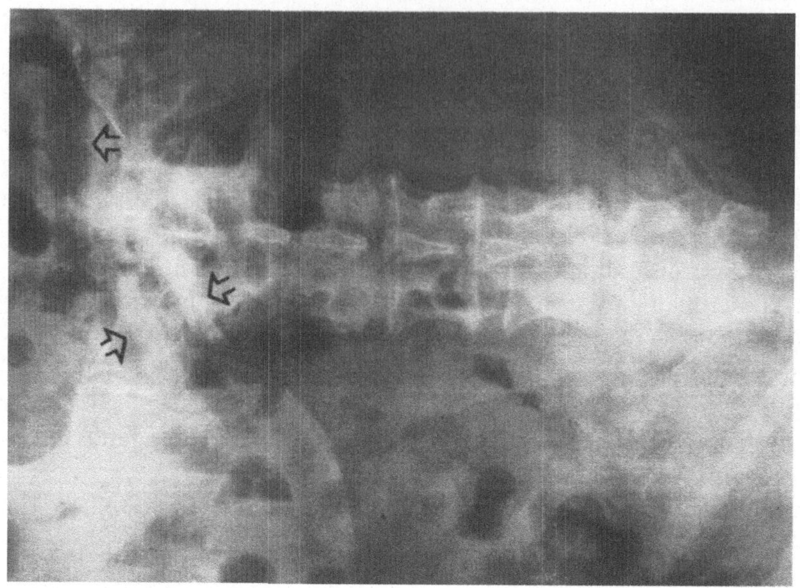

Abb. 29 a–c. Letaler Verlauf einer Mesenterialarterienembolie-Abklärung durch Angiographie.
74jähriger Mann mit akutem Abdominalschmerz und blutiger Diarrhö. Seit Jahren Aortenklappen-
vitium bekannt.
Klinischer Befund: weiche Bauchdecken, diffuser Druckschmerz im Abdomen, normale Peristaltik, absolute Arrhythmie.
a Abdomenübersicht in Linksseitenlage (Aufnahme in Rückenlage liegt nicht mehr vor). Geringe
Dünndarmblähung mit diskreten Spiegeln und Distanzierung lumeneingeengter Schlingen im Unterbauch (⇒).
b Selektive Mesenterikographie (Ausschnitt). Multiple, noch umflossene Kontrastmittelaussparun-
gen im Hauptstamm der A. mesenterica superior distal der Abgänge der Jejunaläste (⇒), verspätete
und schwächere Füllung der in diesem Gebiet abgehenden Äste. Fehlende Versorgung des Ileum.
Operation: Ileum über eine Länge von ca. 1 m mit Wandödem und flächenhaften subserösen
Wandblutungen (**c**). Daraufhin Embolektomie. Second-look-Operation 2 Tage nach Erstoperation:
intakte Durchblutung des Darms, jedoch weiterbestehendes Ödem und livide Verfärbung sowie
kleine Hämorrhagien; von einer Resektion wird abgesehen. Sektion 10 Tage nach Second-look-
Operation: Exitus in protrahiertem kardiogenem Schock. Aortenklappeninsuffizienz; ausgeprägte
ischämische Enteropathie des Ileum über 1 m Länge mit erheblicher Ulzeration und Hämorrhagie

6.4 Therapie

Lediglich die non-okklusive funktionelle Darmischämie wird konservativ behandelt. Kauffmann et al. [47] haben dazu ein Therapieschema entwickelt (s.
folgende Übersicht).

Perfusionsbehandlung bei „non-occlusive disease" [47]

1) Sicherung der Diagnose: selektive Mesenterikographie
2) Probatorische Injektion von 2 ml Laevadosin über den liegenden Angiographiekatheter

78

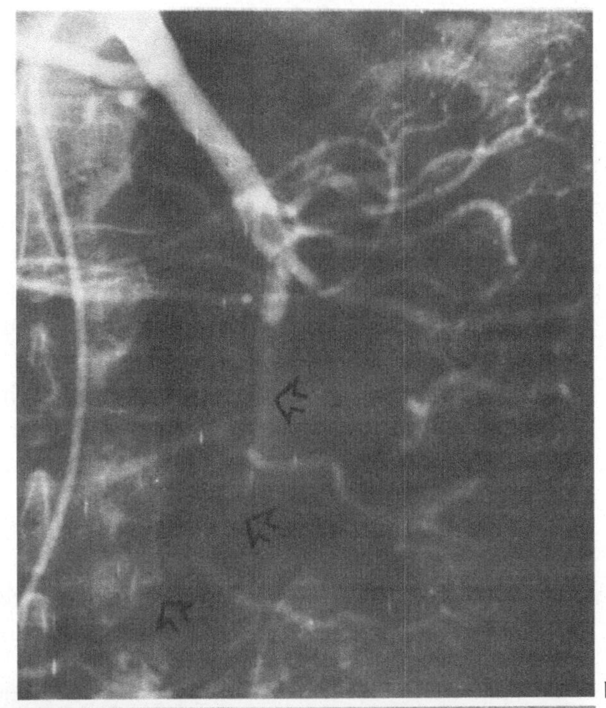

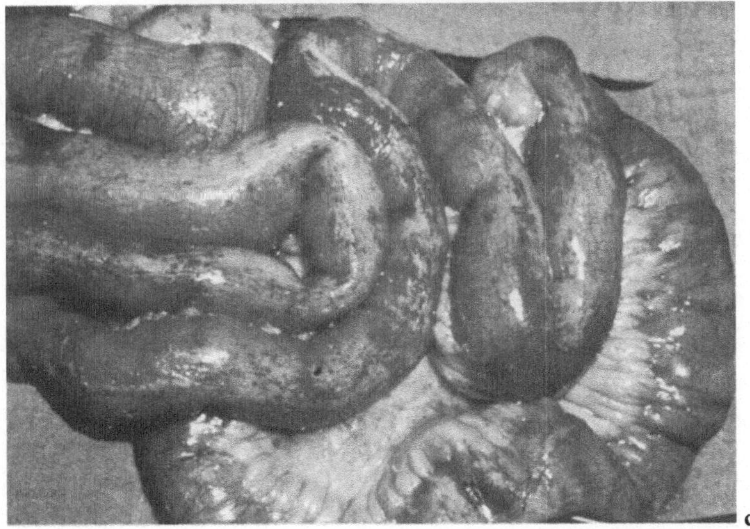

Abb. 29 b, c

3) Kontrollmesenterikographie zur Erfolgsbeurteilung und Wahl der Perfusionsdosis

4) Intraarterielle Perfusion: 1 Amp. Laevadosin (10 ml) in 40 ml NaCl, je nach Schwere der Spasmen Laufgeschwindigkeit 12 bzw. 6 ml/h (Perfusor: Fa. Braun, Melsungen)

5) Entsprechend klinischem Befund nach 18–24 h Probelaparatomie oder Kontrollangiographie
6) Fortführung als intravenöse Dauermedikation, z. B. Isoptin i. v. (z. B. 2,4 mg/h, jedoch nicht mehr als 100 mg/Tag)

Ansonsten ist die Therapie des akuten Mesenterialverschlusses *immer* eine operative. Kontraindikationen bestehen nicht, es sei denn, der Patient ist bereits bei der klinischen Untersuchung in einem moribunden Zustand.

Bei Verschluß eines großen Gefäßasts ist primär die Revaskularisation (Embolektomie, Desobliteration, Bypass) anzustreben. Abhängig vom Schädigungsgrad des Darms kann sie auch in Verbindung mit einer Resektion ischämischer Darmabschnitte vorgenommen werden. Entscheidend für das chirurgische Vorgehen ist die Differentialdiagnose Thrombose oder Embolie, die meist angiographisch oder erst intraoperativ gestellt werden kann. Die alleinige Revaskularisation hat allerdings bis auf wenige, in der Literatur berichtete Ausnahmen [2, 21, 31, 38, 50, 51, 68, 77, 98, 127] nur innerhalb der 6–12-h-Grenze Aussicht auf Erfolg (Tabelle 10).

Tabelle 10. Therapie und Letalität bei Mesenterialischämie (eigenes Krankengut, n = 101)

Therapeutisches Vorgehen	n	†	Letalität [%]
Gefäßrekonstruktion (Embolektomie, Desobliteration, Bypass)	9	6	66,6
Embolektomie und Darmresektion	7	6	86,0
Darmresektion	64	44	68,8
Probelaparatomie	15	15	100,0
Keine Operation (konservative Therapie)	6	4	66,6
	101	75	74,3
Letalität	[%]		
Gesamtletalität	74,3		
Letalität nach operativer Therapie	70		
Letalität nach Probelaparatomie	100		
Letalität nach konservativer Therapie (kleine Fallzahl!)	66,6		

Ist der Darm irreversibel geschädigt, so kann nur noch die Resektion als einzige Methode durchgeführt werden. Diese Patienten haben aber nur dann eine Überlebenschance, wenn nach großzügiger Resektion die Anastomosierung in gut durchblutetem Gebiet erfolgt. Dabei ist die Länge des belassenen Darms heute nicht mehr von lebensentscheidender Bedeutung, da mit den Methoden der totalen parenteralen Ernährung auch über Jahre Kalorien zugeführt und die Ernährung sichergestellt werden kann. Allerdings ist dieses Verfahren mit erheblichen Problemen für den Patienten und den ihn behandelnden Arzt verbunden, so daß vor einer unreflektiert großzügigen Darmresektion gewarnt werden muß [41].

Bestehen Zweifel an der Durchblutung des Restdarms oder der Vollständigkeit der erforderlichen Resektion, so muß in einer Second-look-Operation

24–48 h später erneut laparotomiert und die Situation vor Ort überprüft werden. Dieser Entschluß zum Zweiteingriff sollte ggf. schon während der Erstoperation gefaßt und eingeplant werden; auch ist es sinnvoll, dies den Angehörigen unmittelbar nach dem Ersteingriff mitzuteilen. Allerdings ist der Wert der „Second-look-Operation" unter Chirurgen immer noch umstritten [41].

6.5 Sonderformen der Darmischämie

6.5.1 Nekrotisierende Enterokolitis (NEC) des Neugeborenen

Eine Sonderform der akuten Darmischämie stellt die nekrotisierende Enterokolitis (NEC) bei Neugeborenen und jungen Säuglingen dar. Diese plötzlich einsetzende Entzündung des Darms tritt lokalisiert oder diffus, teils nekrotisierend, teils phlegmonös-pseudomembranös auf und geht mit Sepsis, Perforation und Peritonitis einher.

Die Angaben über die Häufigkeit der NEC schwanken zwischen 0,9 und 7,5%. Die Mortalitätsrate liegt auch heute noch – bei optimalem und konsequentem Einsatz der intensivmedizinischen und operativen Maßnahmen – zwischen 20 und 50%.

Meist tritt diese Erkrankung zwischen dem 1. und 28. Lebensjahr auf, bei Frühgeborenen oft in den ersten 96 h post partum. Epidemische Häufung, jahreszeitliche Abhängigkeit oder gesicherte Geschlechtsprävalenz konnten bisher nicht nachgewiesen werden. Als Risikofaktoren gelten: Frühgeburt, niedriger Apgar-Wert, prä- und perinatale kindliche und/oder mütterliche Komplikationen.

Eine Reihe von Begleiterkrankungen und -manifestationen werden bei der NEC in auffallender Häufung angetroffen, die möglicherweise als auslösender Faktor in Betracht kommen (s. folgende Übersicht).

Ursachen und Begleiterkrankungen bei NEC
- Nabelvenenkatheterismus mit hochmolekularer Lösung,
- Thrombosen von Umbilikal-, Mesenterial-, Milz- und Pankreasvenen,
- Flaschenernährung ab dem 1. Lebenstag,
- Ikterus unklarer Genese,
- Erythroblastosis fetalis,
- Austauschtransfusion,
- Subarachnoidal- und intrazerebrale Blutungen,
- Lungenembolie,
- Nebennierenblutungen,
- Hämophilie,
- Anämie,
- Hyperviskositätssyndrom,
- Mißbildungssyndrom (Shuntvitium, Ösophagusatresie, ösophagotracheale Fistel, Trisomie),

- kongenitale chronische Pulmonalerkrankung (Mukoviszidose),
- schwere Infektionen anderer Organmanifestationen, Sepsis,
- renale tubuläre Azidose.

6.5.1.1 Klinische Symptomatologie

Die klinische Symptomatologie dieses Krankheitsbildes ist vieldeutig und daher uncharakteristisch. Sie ist an den Beginn der parenteralen Ernährung – meist innerhalb der ersten 72 h nach Beginn der enteralen Nahrungsaufnahme – gekoppelt: Nach zunächst harmlos erscheinender Dyspepsie, Trinkfaulheit, Erbrechen und Störung des Allgemeinbefindens kommt es zu geblähtem Abdomen, verzögerter Magenentleerung, galligem Erbrechen, blutigen Durchfällen und Ileuszeichen. Die fortgeschrittenen Stadien zeichnen sich durch Peritonitis, Darmperforation, Aszites, Schocksymptomatik, Fieber und Apnoeperioden aus. Mit Ausnahme des Duodenums wird die NEC in allen Darmabschnitten beobachtet; sie befällt jedoch bevorzugt Ileum und Kolon.

Bei der *Laparatomie* finden sich stark geblähte, sehr vulnerable Darmschlingen ohne Anzeichen für thrombotische Verschlüsse der großen Arterien und Venen, gasgefüllte subseröse Zysten und eine lokale oder generalisierte Peritonitis.

Pathologisch-anatomisch zeigen die befallenen Darmschlingen hämorrhagische, ulzeröse und pseudomembranöse Schleimhautveränderungen in unterschiedlichem Ausmaß nebeneinander. Histologisch bieten sie das Bild der *ischämischen Nekrose,* wobei das gehäufte Vorkommen von Thromben in der Kapillaren und Venolen der nekrotischen Mukosa und Submukosa zeitabhängig von zunehmendem Befall mit gramnegativen Bakterien und von ausgeprägten autolytischen Prozessen unterschiedlich bewertet wird [10]. Entsprechend besteht zur *Pathogenese* dieser Erkrankung keine einhellige Meinung. Es wird diskutiert, daß eine streßbedingte Minderperfusion zur ischämischen Mukosaläsion (ischämische Nekrose mit Autodigestion) und in Verbindung mit einer lokalen Schwäche (Abwehrschwäche, Unreife des RES, lokaler Immunglobulinmangel) zur sekundären Bakterieninvasion (evtl. Anaerobier) und -proliferation mit transmuraler Entzündung, gefolgt von Endotoxinämie und gastrointestinaler Dysfunktion, führt.

Für diese Theorie spricht, daß dieses typischerweise im Säuglingsalter auftretende Krankheitsbild auch bei älteren Kindern und Erwachsenen beobachtet wurde, bei denen entweder eine Herzgefäßmißbildung oder ein schwerer Immunglobulinmangel vorlag. Weitere theoretische Überlegungen sehen in der Verbindung von streßbedingter Minderperfusion des Darms mit konsekutiv verminderter Resistenz und erhöhter Absorption von Endotoxinen gramnegativer Bakterien die Entstehung einer lokalisierten Schwartzman-Reaktion mit intravasaler Blutkoagulation (Schockdarm).

Solche disseminierten intravasalen Gerinnungen (DIG) waren in mehreren Fällen klinisch und laborchemisch als Schockfolge nachzuweisen, wobei nicht

82

entschieden werden konnte, ob die beobachtete DIG Ursache oder Folge der NEC war.

Nach Entwicklung der Mukosanekrose unterscheidet sich der weitere Verlauf der NEC nicht mehr von mesenterialen Zirkulationsstörungen anderer Genese.

Ähnlich wie nach Verschlüssen großer Darmgefäße gilt auch für die NEC, daß die Prognose wesentlich vom Zeitpunkt der Diagnosestellung und der Einleitung einer adäquaten Therapie abhängt.

6.5.1.2 Radiologischer Befund

Röntgenologisch erkennbare Gasansammlungen in der Darmwand, den Portalvenen und der freien Bauchhöhle gelten als Spätzeichen. Frühe, aber für sich allein genommen uncharakteristische Röntgenzeichen sind:

- gasleeres Abdomen,
- Dünn- und/oder Dickdarmblähung,
- einzelne dilatierte Schlingen,
- Schlingendistanzierungen,
- Wandveränderung bei Lumeneinengungen (Abb. 30).

Zur möglichst frühzeitigen Sicherung der Diagnose bietet sich das folgende klinisch-radiologische Bewertungssystem an:

Stadium I (verdächtiger Befund)

- Einer oder mehrere Risikofaktoren in der Anamnese,
- klinische Symptome (Temperaturinstabilität, Apnoeanfälle, Bradykardie, Trinkfaulheit, Lethargie, Zunahme des Magennüchternsekrets, Erbrechen, mäßige abdominelle Distension, weiche Bauchdecken, weder Druckschmerz noch Abwehrspannung, normale oder allenfalls gering herabgesetzte Peristaltik;
- *Röntgensymptomatik:* uncharakteristische Darmgasverteilung.

Stadium II (NEC höchstwahrscheinlich)

Zu den Risikofaktoren und Symptomen (wie unter I) zusätzlich
- erheblich geblähtes Abdomen, evtl. mit lokalem Erythem,
- okkulte oder massive Darmblutungen,
- klinische Zeichen des Schocks,
- weiche Bauchdecken oder sicht- und/oder tastbare Darmsteifungen, evtl. Druckschmerz in der Tiefe, jedoch keine Défense,
- fehlende Darmgeräusche;
- *Röntgensymptomatik:*
- Darmblähung mit Spiegelbildungen,
- Schlingendistanzierungen, Wandödem, Wandveränderungen bei engem Lumen, sog. „thumbprints" oder

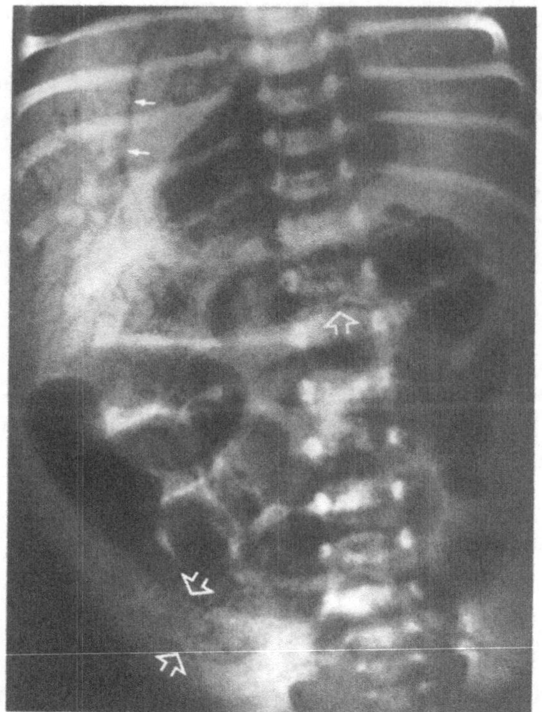

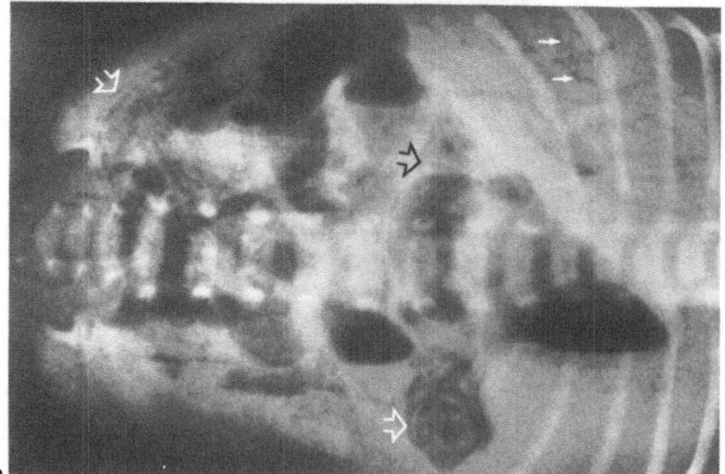

Abb. 30 a, b. Nekrotisierende Enterokolitis. Männlicher Säugling mit M. Down.
Geburtsgewicht 2300 g, Körperlänge 46 cm, Apgar 9. Am 10. Lebenstag Einweisung in die Kinderklinik wegen Gedeihstörung bei gehäuftem, rezidivierendem Erbrechen im Schwall nach der Mahlzeit. Zwei Tage nach der Aufnahme plötzlich erhebliche Verschlechterung des Allgemeinzustands; aufgetriebenes Abdomen ohne auskultierbare Peristaltik, wäßrige, blutig tingierte Stühle, Hämatinerbrechen.
a Abdomenübersicht in Rückenlage. Kombinierte Dünn- und Dickdarmblähung mit erheblicher Schlingendistension. Im Colon transversum Nachweis einer Doppelkonturierung der Darmwand mit perlschnurartigen Gasansammlungen ($\Rightarrow$). In den Portalvenenästen der Leber Nachweis massiver Gasansammlungen, die sich bis in die Peripherie unter die Kapsel verfolgen lassen ($\rightarrow$).
b Aufnahme in Linksseitenlage. Gleicher Befund wie in Rückenlage. Hier ist zusätzlich auch eine Doppelkonturierung im Bereich des Colon ascendens erkennbar mit perlschnurartigen, intramuralen Gasansammlungen ($\Rightarrow$). Massive Gasansammlung in den intrahepatischen Pfortaderästen ($\rightarrow$).
Diagnose: nekrotisierende Enterokolitis

– fast völlig gasleeres Abdomen (pralle exsudatbedingte Flüssigkeitsfüllung des Darms), häufig bei anhaltendem Erbrechen.

Stadium III (NEC sicher)

Klinik wie unter II;
Röntgensymptomatik:
Gas in den Darmwänden und/oder Portalgefäßen (Abb. 30).

Stadium IV (Spätstadium)

Klinik wie unter II und III sowie
– diffuser Druckschmerz mit diffuser Défense;
Röntgensymptomatik: neben Zeichen wie unter II und III freie Luft (Pneumoperitoneum) oder freie Flüssigkeit im Abdomen.

Die Diagnose NEC erscheint im Stadium II des Schemas soweit radiologisch gesichert, daß die Einleitung einer NEC-spezifischen Therapie gerechtfertigt ist. Säuglinge im Stadium I müssen kurzfristig klinisch und ggf. röntgenologisch kontrolliert werden. Kolonkontrasteinlauf und Angiographie gehören *nicht* zum diagnostischen Procedere bei einer NEC. Der Kolonkontrasteinlauf ist mit hoher Perforationsgefahr verbunden und sollte – wenn überhaupt – nur mit wasserlöslichen Kontrastmitteln durchgeführt werden; die Angiographie läßt keine diagnostische Entscheidungshilfe erwarten.

Intramurale und/oder portalvenöse Gasansammlungen sowie Pneumoperitoneum und/oder freie Flüssigkeit im Abdomen sind für die NEC erst dann beweisend, wenn eine Darmatresie, Volvulus, Invagination, Mekoniumileus oder Aganglionose differentialdiagnostisch ausgeschlossen werden können.

6.5.1.3 Therapie

Als *NEC-spezifische Therapie* empfiehlt sich folgendes Vorgehen [1]:
– Nahrungskarenz,
– Magensonde, Dauersaugdrainage,
– Infusion, Azidoseausgleich,
– Blutdruckregulierung (Dopamin in niedriger Dosierung verbessert die Darmdurchblutung),
– parenterale Ernährung,
– Immunglobuline i. v.,
– orale Antibiotika (z. B. Colistin, Neomycin). Die perorale Antibiotikagabe erfolgt solange, bis die abdominelle Distension rückläufig und der Magensaft ohne Galle ist bzw. bis 48 h nach Schwinden intramuraler Gasansammlungen.
– Systemische Antibiotika (z. B. Tobramycin + Cloxacillin + Cefoxitin; evtl. zusätzlich Metronidazol),
– Sauerstoffgabe (Respirator),

- frühzeitige Bluttransfusion bei Anämie (Hb < 12 g%), evtl. Austauschtransfusion bei schwerer Sepsis,
- vorsichtiger Nahrungsaufbau (Muttermilchernährung),
- gezielte Behandlung von Begleiterkrankungen.

Bezüglich der *chirurgischen Therapie* divergieren die Ansichten, zumal durch die Entwicklung der intensivmedizinischen Behandlungsmaßnahmen die Indikationen zur Operation zunehmend eingeschränkt worden sind. Während vor Jahren vielfach die Operation (Anlegen von Stomata/Resektion der befallenen Darmschlingen) empfohlen wurde, wird heute die Operation nur in Fällen mit eindeutiger Peritonitis als erforderlich angesehen oder wenn eine rasche Zustandsverschlechterung oder eine persistierende intestinale Obstruktion zu beobachten ist. Das Pneumoperitoneum gilt bei stabilem Allgemeinzustand *nicht* mehr als ausreichender Operationsgrund, da die Perforationsstellen sich bereits verschlossen haben können und nicht mehr auffindbar sind. Dagegen kann nach erfolgreicher konservativer Therapie einer NEC eine chirurgische Intervention erforderlich werden, wenn als *Spätkomplikation* der ursprünglich befallende Darmanteil als narbige Stenose einen mechanischen Ileus verursacht.

6.5.2 Toxisches Megakolon

Von primären und sekundären Gefäßprozessen des Kolons mit Ischämie und Gangrän ist differentialdiagnostisch ein Krankheitsbild abzugrenzen, welches zwar nativdiagnostisch ähnliche Symptome zeigt, jedoch eine unterschiedliche Klinik und Anamnese bietet: das sog. *toxische Megakolon*. Unter dieser eigentlich irreführenden Bezeichnung versteht man das akut-fulminante Stadium einer Kolitis mit tiefgreifender Schädigung der Darmwand und totaler bzw. segmentaler Dilatation des Kolons mit „toxischem" Krankheitsbild.

Pathogenetisch gesehen wäre die Bezeichnung „toxische Kolondilatation" richtiger, da es sich um eine akute passive Dickdarmblähung infolge eines paralytischen Motilitätsverlusts des Kolons und nicht um eine abnorme Verlängerung oder Erweiterung des Kolons bzw. eine Ganglionose handelt.

Das sog. toxische Megakolon wird am häufigsten bei der Colitis ulcerosa beobachtet, kann aber auch als akute Exazerbation bei jeder schweren Form einer anderen Kolitis z. B. Colitis granulomatosa Crohn, Amöbenkolitis, ischämische Kolitis, pseudomembranöse Kolitis, Typhus, Cholera oder bakterielle Dysenterie auftreten.

Die Angaben über die Häufigkeit dieser Komplikationen schwanken für die Colitis ulcerosa zwischen 2 und 13%, für die Colitis granulomatosa zwischen 4 und 6% [28]. Die Mortalitätsrate liegt auch heute noch trotz optimalem Einsatz von intensivmedizinischen und operativen Maßnahmen zwischen 25 und 30%, nach der gefürchteten Darmperforation um 80% [109].

Das toxische Megakolon kann jederzeit im Verlauf einer schweren Kolitis auftreten, unabhängig davon, ob die Darmentzündung schon länger oder erst kurzzeitig besteht. Meist erscheint es schon im Frühstadium, insbesondere, wenn im weiteren Verlauf der Kolitis durch transmural-proliferative und vernarbende Prozesse die typische Kolondilatation nicht mehr entstehen kann, wie z. B. bei der Crohn-Kolitis [106].

Männer sind doppelt so häufig betroffen wie Frauen, bei der Altersverteilung zeigt sich eine Häufung zwischen dem 2. und 3. und um das 5. Lebensjahrzehnt.

6.5.2.1 Ätiologie

Die Ätiologie ist bisher unbekannt. Als prädisponierende Faktoren werden Substanzen, die die Darmperistaltik vermindern, wie Narkotika, Anticholinergika und Opiate, aber auch Bariumkontrastmittel, die Koloskopie und sogar Kortikosteroide angeschuldigt [109].

Die Deutungen der Ätiologie sind sehr unterschiedlich: Möglicherweise senken Antidiarrhoika bei der Colitis ulcerosa lediglich die Anzahl der Durchfälle, verwischen damit aber das klinische Bild und maskieren die Entwicklung des toxischen Megakolons. Kortikosteroide werden sogar zur Therapie des toxischen Megakolon eingesetzt. Auch liegen bisher keine Beweise vor, daß Kolonkontrasteinläufe ein toxisches Megakolon ausgelöst oder verursacht haben; gleiches gilt auch für die Koloskopie. Die Kontraindikation für Kolonkontrasteinlauf und Koloskopie bei Verdacht auf toxisches Megakolon gründet sich lediglich in der Perforationsgefahr. Die schwere metabolische Alkalose und Hypokaliämie, die früher zu den auslösenden Faktoren gerechnet wurden, gelten heute als Folgezustände.

6.5.2.2 Klinische Symptomatik

Diese ist von der Toxizität, der Kolondilatation und der evtl. eintretenden Perforation geprägt. Dabei spielen der vorbestehende Allgemeinzustand des Patienten, die Krankheitsdauer und die Geschwindigkeit des Auftretens von Komplikationen eine wesentliche Rolle. Typischerweise bieten die schwerkranken Patienten Zeichen der akuten Kolitis mit Bauchschmerzen, schweren, meist blutigen Durchfällen und Symptome der Toxämie mit hohem Fieber, Tachykardie, Leukozytose, Blässe und Lethargie. Die Bauchbeschwerden können durch Delir, Steroide und Analgetika maskiert sein. Konsekutiv entstehen Hypotonie, Dehydratation, Elektrolytentgleisung, Anämie und Hypalbuminämie.

Der Bauchbefund zeichnet sich durch aufgetriebene Bauchdecken und Zeichen der viszeralen Peritonitis aus mit diffusem Druckschmerz des Abdomens, weichen Bauchdecken, herabgesetzten oder fehlenden Darmgeräuschen. Bei diffuser Abwehrspannung ist bereits die gefürchtete Darmperforation mit parietaler Peritonitis zu unterstellen. Weitere schwere Komplikationen sind:
– Toxinämie mit toxischem Leberschaden und Myokardose,
– Bakteriämie mit Sepsis und Abszeßbildung,

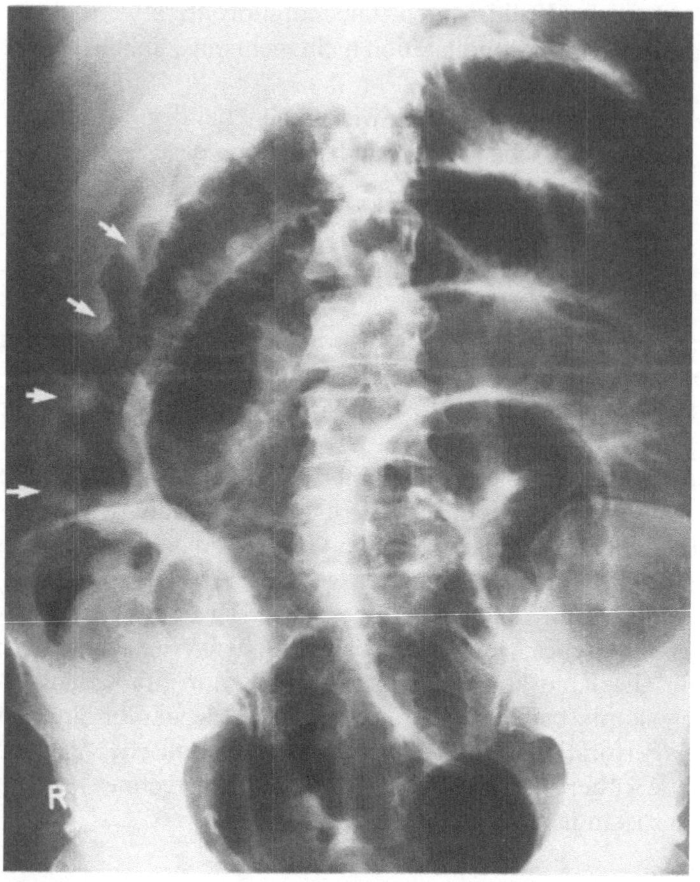

a

Abb. 31 a–d. Differentialdiagnose ischämischer Wandverdickungen des Kolons.
a Toxisches Megakolon bei fulminant ablaufender Colitis ulcerosa. 50jährige Frau mit jetzt heftigen blutigen Durchfällen und schlechtem Allgemeinzustand. Weiche Bauchdecken, Druckschmerz diffus im Mittelbauch, fehlende Peristaltik und Schocksymptomatik. Abdomenübersicht in Rükkenlage: Typisch wellenförmig konfigurierte Verdickung der Kolonwand im Zökum- und Aszendensbereich bis zur rechten Flexur („thumbprints“) (→). Begleitende massive Dünndarmblähung. Kontrasteinlauf kontraindiziert! Perforationsgefahr!
b Sigmavolvulus mit sekundärem Gefäßprozeß bei extrem mobilem Sigma.
20jährige Frau mit schlagartig einsetzenden, heftigen Abdominalschmerzen. Bauch weich, diffuser Druckschmerz im Mittelunterbauch, keine Darmgeräusche, zunehmende Schocksymptomatik. Isolierte Kolonblähung in der linken Abdominalhälfte. Wellige Wandkonturierung mit „thumbprints“ (⇒) durch Schleimhautödem im verdrehten, maximal geblähten und elongierten Sigma. Hier – bei Verdacht auf Sigmavolvulus – ist der Kolonkontrasteinlauf indiziert!
c Schnabelförmiger Kontrastmittelabbruch (→) als typischer Hinweis auf den Sigmavolvulus. Operation: Sigmavolvulus mit Ischämie.
d Normale Dicke der Kolonwand (⇒) und der Dünndarmwand (→) bei Perforation eines Duodenalulkus. Die Wand wird sichtbar durch intraluminales Gas im Darm und freies Gas im Peritonealraum

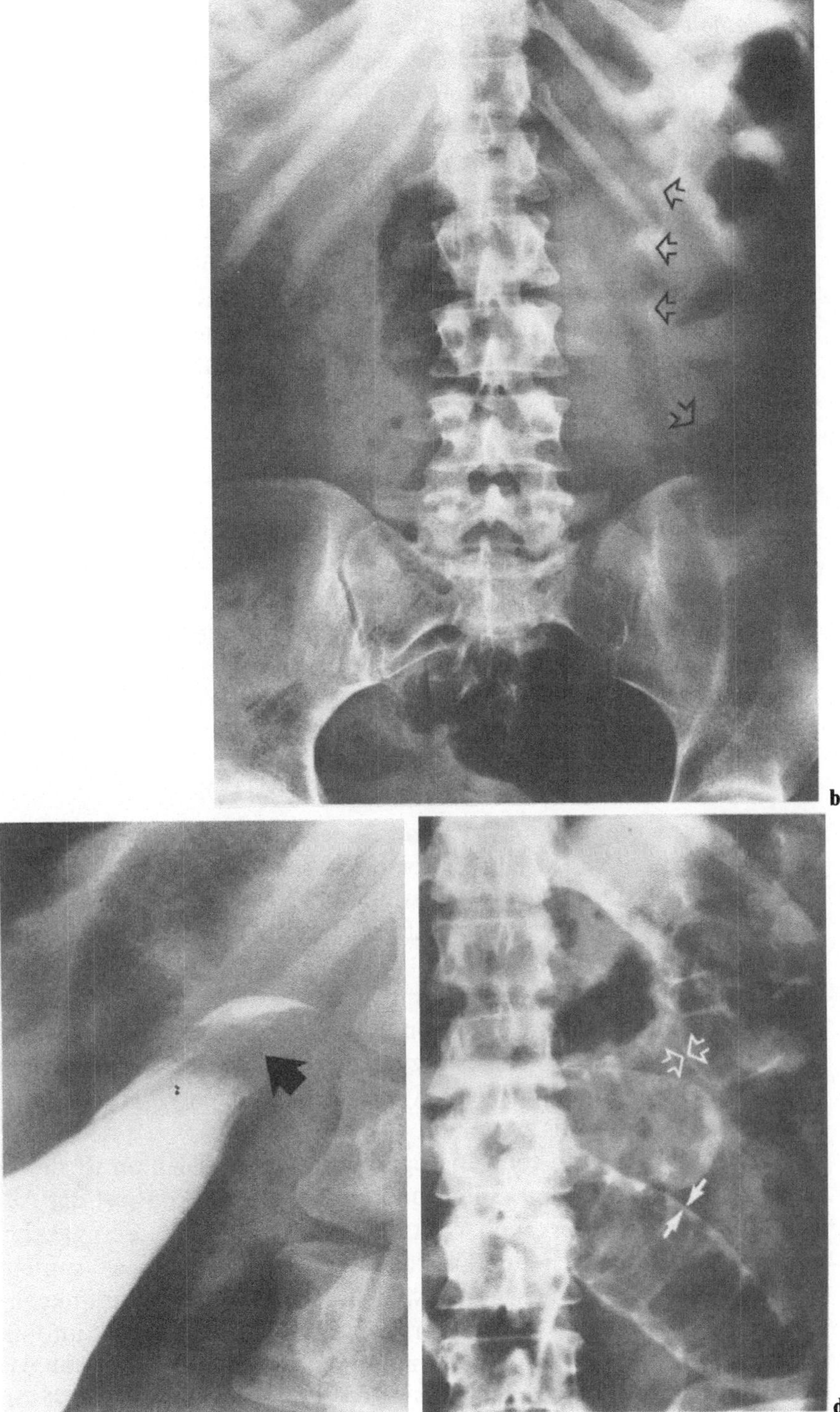

– Anämie durch toxische Knochenmarksdepression und durch Blutverlust aus
den Schleimhautulzerationen [109].

Pathologisch-anatomisch sind für das toxische Megakolon die ausgedehnte
transmurale Entzündung und die papierdünne Kolonwand charakteristisch.
Neben ausgedehnten, tiefgreifenden Ulzerationen mit Zerstörung der Mukosa,
oft auch der Muskularis einschließlich nervaler Strukturen, wechseln Bezirke
von restierenden, entzündlich infiltrierten und ödematös geschwollenen
Schleimhautbezirken ab. Diese Schleimhautinseln stehen als Pseudopolypen
auf der zerstörten Darmwand. Die intensive intramurale Gefäßstauung ist verantwortlich für die konsekutiven schweren Kolonblutungen.

Wie es zu der radiologisch sichtbaren, extremen Kolondilatation kommt, ist
bis heute ungeklärt. Wahrscheinlich handelt es sich um eine Folge der transmu-
ralen Entzündung mit Paralyse der glatten Muskulatur des Kolons und enor-
mer Dilatation [106].

6.5.2.3 Radiologischer Befund

Ähnlich wie bei anderen gefäßbedingten Darmwandnekrosen gilt auch beim
toxischen Megakolon die Regel, daß zur Senkung der hohen Mortalität die
frühzeitige Diagnosestellung wichtig ist. Die entscheidende Untersuchung stellt
die Abdomenübersichtsaufnahme in 2 Ebenen dar, weil bei den schwerkranken
Patienten ohne Perforation der Bauchbefund nicht immer eindrucksvoll ist.

Die *röntgenologischen Leitsymptome* sind:

– exzessive Kolonblähung und
– Konturveränderungen des Kolons [106] (Abb. 31 a).

Die exzessive Kolonblähung ist als alleiniges Symptom nicht signifikant für das
toxische Megakolon, da eine extreme Kolonblähung auch bei tiefsitzendem
Kolonverschluß oder anderen Ileussituationen zu beobachten ist. Wichtiger ist
die Verlaufsbeurteilung, um den Effekt einer konservativen medikamentösen
Therapie zu überwachen.

Zusätzlich kann eine Dünndarmblähung bestehen, entweder durch Perforation mit diffuser parietaler Peritonitis oder als Folge der Durchwanderungsperitonitis [106]. Der Unterschied zwischen den beiden Krankheitsbildern ist
klinisch eindeutig durch das Fehlen der diffusen Défense der Bauchdecken bei
der viszeralen Peritonitis zu stellen.

Der eindruckvollste röntgenologische Befund am Kolon ist die Veränderung der Innenkontur der Kolonwand, die im Negativkontrast der Abdomen-
leeraufnahme leicht erkennbar ist (Abb. 31 a). Anstelle der gleichmäßigen
Haustrierung findet sich eine Glättung der Wand mit völliger Aufhebung der
Haustrierung oder eine ausgeprägt wellenförmige Wandkonturumkehr, die den
Eindruck von fingerdicken, querverlaufenden Wülsten erweckt und im angloamerikanischen Schrifttum als „thumbprints" bezeichnet wird (Abb. 31 a). Diese Veränderungen sind sowohl Ausdruck der neuromuskulären Störung als
auch des Darmwandödems im Bereich der stehengebliebenen Schleimhautbe-

zirke und entsprechen exakt der Wandkontur des Kolons bei ischämiebedingtem Ödem durch primäre oder sekundäre Gefäßverschlüsse (Abb. 31 b, c).

Auf der Aufnahme in Linksseitenlage ist besonders auf freie Luft als Zeichen der Kolonperforation zu achten, um ggf. die sofortige Operation einzuleiten.

6.5.2.4 Therapie

Die konservative Therapie des toxischen Megakolons besteht in parenteraler Ernährung, Elektrolyt-, Blut- und Albuminersatz, Medikation mit Kortikosteroiden und Breitbandantibiotika sowie Entlastung des Dünndarms über Duodenal- oder Jejunalsonde. Die Überwachung des Therapieeffekts sollte in enger Zusammenarbeit von Internisten, Chirurgen und Radiologen erfolgen, um bei Notwendigkeit einer Operation den günstigsten Zeitpunkt rechtzeitig zu erfassen.

Über den optimalen Zeitpunkt der *operativen Intervention* und die Wahl des Operationsverfahrens bestehen divergierende Ansichten. Durch den rechtzeitigen Einsatz der Operation kann die Letalität von 20 auf 7% reduziert werden, wobei je nach Autor die Indikation zur Operation nach 4- bis 6stündiger oder nach 4tägiger vergeblicher internistischer Therapie gestellt wird [109].

Neben den klinischen Zeichen der Verschlechterung kommt der *radiologischen Kontrolle des Nativbildes* eine besondere Bedeutung zu. Das Auftreten einer diffusen Abwehrspannung als Zeichen einer Perforation oder massive Blutungen mit Zunahme der Kolondilatation sind absolute Indikationen zur Operation.

Als Operation der Wahl wird, je nach Erfahrung des Operateurs, die einzeitige Proktokolektomie, die subtotale Kolektomie oder Ileostomie angegeben. Das Operationsverfahren nach Turnbull mit Belassen des Kolons, Anlegen einer Loopileostomie sowie Transversum- und Sigmafistel – früher als Notoperation empfohlen – findet heute noch begrenzt Anwendung bei der toxischen Dilatation der Crohn-Kolitis, da mit dieser Maßnahme die akute Gefährdung sicher behoben wird und der Weg für eine spätere sparsame Resektion offenbleibt [109].

7 Wertung und diagnostisch-therapeutisches Vorgehen

Die Letalitätsrate bei akuter Darmischämie mit nachfolgender Infarzierung der betroffenen Darmabschnitte liegt heute immer noch zwischen 70 und 93% (Tabelle 11). Boley erwähnt in seiner letzten Publikation 1981 die niedrigste Letalitätsrate von „nur" 70% [9].

Tabelle 11. Letalität bei akutem Mesenterialgefäßverschluß

Autoren	Jahr	n	Letalität [%]
Mavor [63]	1972	71	93
Ottinger u. Austen [77]	1967	136	92
Huber [43]	1970	60	80
Havia u. Ingberg [36]	1975	82	83
Boley [9]	1981	?	70
Eigenes Material	1983	101	75

Als Ursache für die immer noch hohe Letalität kommen folgende Gründe in Frage:

1) 50% aller Patienten haben *keine* prämortale Diagnose [100].
2) Intraoperativ ist die ätiologische Beurteilung eines Darminfarkts ohne vorangegangene Angiographie schwierig und deshalb eine kausale Therapie oft unmöglich [119].
3) Die intraoperative Beurteilung der Vitalität des Darms ist sehr schwierig und subjektiv und kann zu unnötig extensiven Resektionen oder zu begrenzten Resektionen mit Anastomosierung noch ischämischer Anteile führen [124].
4) Die Erkrankung betrifft in der Regel ältere Patienten mit einer großen Zahl an Begleiterkrankungen und Risikofaktoren [81].

Die *Aufgabe des Radiologen* besteht darin, mit den ihm zur Verfügung stehenden bildgebenden Verfahren die selten auftretenden akuten intestinalen Gefäßprozesse von der Vielzahl anderer Ursachen eines akuten Abdomens zu differenzieren und möglichst die Ätiologie abzuklären [6].

Voraussetzung dafür ist eine differenzierte Untersuchungstechnik, welche *Röntgennativaufnahmen* in Rückenlage und Linksseitenlage, die *Real-time-Sonographie,* die *Angiographie* und in wenigen Einzelfällen auch die *Computertomographie* sowie eine auch vom Radiologen vorzunehmende *klinische Untersuchung* des Patienten mit Anamnese umfaßt, deren Ergebnisse miteinander in

Beziehung gesetzt werden müssen, um eine konklusive Diagnose stellen zu können [6].

In zahlreichen Publikationen wurden seit der Mitte der dreißiger Jahre Röntgensymptome des Mesenterialinfarkts erarbeitet, wovon viele wegen der Seltenheit der Erkrankung wieder in Vergessenheit gerieten. Nur wenig ist davon in die Lehr- und Handbücher der Radiologie eingegangen. Im chirurgischen Schrifttum beschränken sich die röntgendiagnostischen Hinweise fast ausschließlich auf Flüssigkeitsspiegel mit überkuppelndem Gas und freie Luft [38]. Den radiologischen Publikationen von Tomchik et al. 1970 [108] lagen 67 Beobachtungen zugrunde, während Scott et al. 1971 [93] mit 78 Patienten über das bisher umfangreichste radiologisch dokumentierte und bearbeitete Krankengut verfügten.

Mit 101 behandelten und 79 radiologisch untersuchten Fällen haben wir in dieser Verbundstudie der Radiologischen Institute der Universität Köln und der Krankenanstalten Neuss das größte Beobachtungsgut im radiologischen Schrifttum zusammengetragen. Sowohl die von Beyer et al. 1980 [8] durchgeführten tierexperimentellen als auch unsere klinisch-radiologischen Untersuchungen zeigen, daß die Röntgensymptomatologie der akuten Darmischämie weitgehend dem zeitlichen Ablauf der pathologisch-anatomischen Veränderungen entspricht.

Seitdem sich Radiologen und Chirurgen mit den Röntgenzeichen des Mesenterialinfarkts beschäftigen, werden immer wieder sog. „negative" Röntgenaufnahmen beschrieben, bei denen sich intraoperativ oder postmortal ausgedehnte Darminfarzierungen nachweisen ließen [42, 73].

Im Tierexperiment beobachteten wir [8] am vorgelagerten Darm der Versuchstiere wie schon Litten [59] 1875 die nach Ligatur auftretende bläulich-weiße Verfärbung der Darmwand und die durch Freisetzung biogener Amine auftretende Hyperperistaltik, die zur schnellen Entleerung des Darms und zur klinisch häufigen Diarrhö führen. Diese Hyperperistaltik bzw. eine noch normale Peristaltik hält ca. 2 h nach Ligatur bzw. nach embolischem Verschluß an und führt zum radiologisch faßbaren Befund des „gasleeren" oder „gasarmen Abdomens". Dieses Initialbild wird noch verstärkt durch ein zunehmendes Darmwandödem und die beginnende Flüssigkeitssekretion in das Darmlumen, so daß durch stärkere Strahlenabsorption ein „milchglasähnliches Bild" entsteht [6, 8, 50]. Hier kann *nur* die Real-time-Sonographie die initiale Darmwandverdickung darstellen und damit die nachfolgende Angiographie frühzeitig indizieren [7].

Auffallend ist, daß dieses Symptom des „gasleeren Abdomens" in allen 7 von uns beobachteten Fällen bei Mesenterialembolien als Frühzeichen nachweisbar war; gerade hier setzt ja die anoxämische Hyperperistaltik und damit die Darmentleerung schlagartig ein. Bei den langsamer beginnenden arteriellen und venösen Gefäßthrombosierungen konnten wir dieses Symptom nicht beobachten.

Das *„gasleere Abdomen"* ist zwar nur ein unspezifisches Röntgensymptom, das jedoch im Zusammenhang mit der klinischen Symptomatik – plötzlicher stärkster Abdominalschmerz, weiche Bauchdecken und Hyperperistaltik mit Diarrhö – an diagnostischem Wert gewinnt, als Initialsymptom zu werten ist und mindestens eine Real-time-Sonographie des Abdomens im Anschluß indiziert. Ein „gasleeres" und damit scheinbar normales Abdomen schließt also einen ausgedehnten Mesenterialinfarkt in der Frühphase keineswegs aus [6]!

Gerade an diesem Symptom läßt sich die Notwendigkeit aufzeigen, daß der untersuchende Radiologe bei der Beurteilung von Abdomennativaufnahmen auf subtile Angaben über die klinische Symptomatik durch den überweisenden Kollegen angewiesen ist. Liegen ihm diese Informationen nicht vor oder reichen sie – wie meist üblich – nicht aus, muß er den Patienten selbst anamnestizieren und klinisch untersuchen. Ansonsten wird er z. B. das wichtige Symptom des „gasleeren Abdomens" als nichtpathologisch fehldeuten, den Kliniker evtl. zu abwartendem Verhalten verleiten und das sichere Todesurteil für den Patienten mitverschulden [6].

Nach der Initialsymptomatik – „gasleeres Abdomen" und Hyperperistaltik – entwickelt sich mit zunehmender Ischämie ein *Ödem der Darmwand* und gleichzeitig als Folge von Stase und lokalem Sauerstoffmangel ein vermehrtes Bakterienwachstum mit Gasbildung und einer *isolierten Dünndarmblähung* [106].

Röntgenologisch zeigt sich im Tierversuch bei primär gasreichem Abdomen bereits zu diesem Zeitpunkt eine beginnende Darmwandverdickung und Versteifung der Schlingen. Nach 6–8 h hat die massive Sekretion von serös-sanguinolenter Flüssigkeit in Darmwand und -lumen ihren Höhepunkt erreicht; zusätzlich auftretende Mukosablutungen verstärken den Schwellungszustand.

Die Darmwandverdickung tritt zu diesem Zeitpunkt maximal hervor, zusammen mit einer Lumeneinengung der Schlingen durch das Ödem und Distanzierung zu Nachbarschlingen; diese Veränderungen sind besonders ausgeprägt an den Biegungsstellen des Darms und im Ileum [8].

Im Tierversuch kommt es in einem 30 cm langen Ileumanteil nach Verschluß der A. mesenterica superior zu einer Gewichtszunahme von fast 90% durch eingelagertes Ödem [45]!

In unserem Krankengut trat das Symptom der lokalisierten oder generalisierten Darmwandverdickung mit Schleimhautalterationen („thumbprints") durch Ödem und Blutung mit konsekutiver Lumeneinengung und Schlingendistanzierung in 63,3% aller Fälle auf; bei Scott [92] und Müller [67] in 60 bzw. 62%, bei Wittenberg [124] und Tomchik [108] allerdings nur in 28 bzw. 19%.

Diese Symptome werden jedoch erst durch eine gleichzeitig auftretende isolierte Dünndarmblähung (Pseudoobstruktion) im Röntgenbild sichtbar, die wir in 64,5% der Fälle lokalisiert oder generalisiert nachweisen konnten.

Während die isolierte Dünndarmblähung ein unspezifisches Zeichen der Darmischämie ist und auch bei mechanischem Dünndarmileus – allerdings unter anderer klinischer Symptomatik – nachweisbar ist, handelt es sich bei den ödembedingten Darmwandveränderungen im Zusammenhang mit diffusem Druckschmerz und abgeschwächter Peristaltik um spezifische Zeichen, sieht man einmal von den seltenen, spontan unter Antikoagulation oder bei Schoenlein-Henoch-Purpura auftretenden intramuralen Darmblutungen [44] bzw. der höchst seltenen Amyloidose des Dünndarms ab.

Auch bei inflammatorischen Wandprozessen, wie M. Crohn des Dünndarms, bei der Peritonealkarzinose und den seltenen Darmtumoren können umschriebene Wandverdickungen mit Distanzierungsphänomenen auftreten; hier sind jedoch in der Regel Anamnese und Klinik wegweisend [24, 30, 106]. Zur weiteren Differenzierung der Ursachen bieten sich die Magen-Darm-Passage, die Sonographie und die Computertomographie an [7].

Zusätzlich zur Wandverdickung führt das Darmödem zu einem Elastizitätsverlust der Darmwand, so daß die starren Schlingen Form und Lage zu ändernde Aufnahmen in verschiedenen Aufnahmepositionen kaum ändern, ein diagnostisch wertvolles Zeichen, das bereits 1960 von Nelson u. Eggleston [73] als „rigid loop sign" beschrieben wurde.

Die Ausdehnung der radiologisch nachweisbaren Darmwandveränderungen durch Ödem stand in unserem Krankengut in Beziehung zur anatomischen *Lage* der betroffenen Schlingen; allerdings zeigte sich intraoperativ eine weit größere *Ausdehnung* der Infarzierung.

Auch Tomchik et al. [108] wiesen darauf hin, daß der infarzierte Darm nicht notwendigerweise in seiner gesamten Ausdehnung verdickt sein muß. Nach Scott [92] können wenige Zentimeter einer ödematösen Dünndarmwand *einziges* diagnostisches Zeichen einer ausgedehnten Infarzierung sein.

Die Darmwandverdickung ist in unserem Krankengut sowohl bei arteriellen als auch bei venösen Mesenterialgefäßverschlüssen nachweisbar; es scheint – sofern die limitierte Fallzahl eine Beurteilung zuläßt –, daß die Dickenzunahme der Wand bei venösen Verschlüssen stärker ausgeprägt ist als bei arteriellen. Dieses spezifische Zeichen der Darmwandverdickung ist jedoch bei non-okklusiver Darmischämie *nicht* nachweisbar, eine Beobachtung, die von Wittenberg [124] und Tomchik [108] bestätigt wird.

Durch das Darmwandödem und die intramurale bzw. intraluminäre Blutung kommt es zu einem Plasma- und Blutverlust, der bis zu 50% der intravasalen Flüssigkeitsmenge ausmachen kann. Die Messungen des Blutvolumens zeigen jedoch nur den Verlust an intravasaler Flüssigkeit, das totale Defizit an extrazellulärem Volumen kann noch größer sein [61, 62].

Der im Präparatangiogramm nachweisbare Gefäßspasmus, der extreme Flüssigkeitsverlust, die Viskositätssteigerung des Bluts und die Zunahme der Darmdistension führen zum weiteren Absinken des ohnehin insuffizienten Blutzuflusses und beschleunigen die Nekrose. Der Vasospasmus von Arterien und Venen bleibt auch nach Wiedereröffnung der Strombahn durch Embolektomie bei Desobliteration weiter bestehen und gefährdet damit entscheidend die Erholungsfähigkeit des ischämischen Darms [54].

Durch Hypovolämie und die Freisetzung biogener Amine [48, 95] gerät der Patient zunehmend in einen irreversiblen Kreislaufschock, der wiederum zu einer weiteren Abnahme der intestinalen Blutversorgung führt.

Als Folge der Stase und des lokalen Sauerstoffmangels zeigt sich im Tierexperiment nach durchschnittlich 7 h ein vermehrtes Wachstum der Bakterienflora mit Gasbildung und zunehmender Dünndarmblähung [3]. Die Mukosa wird nach Andauung durch intraluminale Pankreasenzyme permeabel für diese Bakterien, die später auch in der Peritonealflüssigkeit nachgewiesen werden [11, 94, 120]. Bei diesen meist gasbildenden Bakterien handelt es sich um Aerobacter aerogenes, Escherichia coli und um grampositive, wasserstoffbildende Anaerobier, meist Clostridium perfringens, die wir auch im Tierversuch nachweisen konnten [3, 8, 16, 26, 125].

Beim Hund liegt eine andere Keimbesiedlung des Darms vor als beim Menschen; aufgrund des hohen Anteils gasbildender Bakterien ist früher und extensiver eine intramurale und intravasale Gasbildung zu erwarten. Jedoch zeigt unser Krankengut in Übereinstimmung mit der Literatur, daß bei fortgeschrittenen Fällen der Ischämie mit Gangrän eine Gasansammlung in der Darmwand und in abführenden Venen zu erwarten ist [3, 87, 123]. Dieses Symptom tritt in 6–16% der Fälle auf [93, 108] (eigenes Krankengut 23,9%) und ist als hochspezifisches *Spätsymptom* der fortgeschrittenen Gangrän zu werten [106], obwohl in seltenen Fällen, u. a. nach hochdosierter Kortisongabe, bei Sklerodermie und nach jejunoilealem Bypass wegen Adipositas lineare oder bläschenförmige Gasansammlungen in der Darmwand beschrieben wurden. Weitere seltene Ursachen von Gasansammlungen in der Wand des Magen-Darm-Trakts sind mit entsprechenden Literaturangaben in der folgenden Übersicht zusammengestellt.

Ursachen für Gasansammlungen in der Wand des Magen-Darm-Kanals (Mod. nach Meyers [65])

- Akute Darmischämie mit Gangrän,
- akute nekrotisierende Enteritis,
- hochdosierte Steroidtherapie,
- Divertikulitis und Divertikelperforation,
- Verätzung der Magen-Darm-Wand,
- phlegmonöse Gastritis,
- peptische Ulzera,
- mechanischer Ileus,
- Magenvolvulus, Magenausgangsstenose,
- stumpfes Bauchtrauma,
- Zustand nach Operation (jejunoilealer Bypass),
- Zustand nach Endoskopie,
- Kolonkarzinom,
- chronische Enteritis,
- Kollagenosen,
- Morbus Whipple,
- akute Pankreatitis,
- Colitis ulcerosa,
- intestinale Parasitosen.

Das von Anaerobiern in der Darmwand gebildete Gas diffundiert bei der Ischämie in kleine Mesenterialvenen, um von dort in die V. portae weiter transportiert zu werden [4, 8].

Gasblasen in intrahepatischen Pfortaderästen sind Zeichen einer schlechten Prognose [64, 70, 103]. Von allen in der Weltliteratur publizierten Fällen intraportalen Gases bei Darmgangrän haben bisher nur 4 Patienten überlebt [2, 33, 56, 78]. Allerdings muß betont werden, daß intraportale Gasansammlungen nicht spezifisch sind für eine Darmgangrän. Nach der Publikation von Liebman et al. [58], der 64 Fälle mit intraportalem Gas analysierte, lagen Darminfarzierungen nur in 72% der Fälle als Ursache vor. In 8% handelte es sich um eine Colitis ulcerosa, in 6% um intraabdominale Abszesse und in je 3% um mechanischen Ileus oder blutende Ulcera ventriculi. Darüber hinaus sind als weitere Ursachen akute Pankreatitis, Sigmadivertikulitis, Kolonkarzinom und Magenvolvulus beschrieben [65]. Bei Säuglingen muß bei intramuralem und intraportalem Gas primär an die nekrotisierende Enterokolitis gedacht werden [64, 83, 126] (s. Abschnitt „Nekrotisierende Enterokolitis des Neugeborenen").

Gleichzeitiges Auftreten einer Aerobilie mit intraportalem Gas wurde bisher nicht gesehen. Eine Differenzierung zwischen Gas in den Gallengängen und in der V. portae gelingt durch das typische Verteilungsmuster (zentral bzw. peripher); darüber hinaus fließt intraportales Gas bis in die Peripherie und ist dann subkapsulär nachweisbar [58]. Bei geringen bzw. zweifelhaften intramuralen oder intravasalen Gasansammlungen auf der Abdomennativaufnahme bietet sich zum endgültigen Nachweis und zur genaueren Lokalisation die Computertomographie mit Bolusinjektion an [60].

Obwohl Darmwandverdickung mit Lumeneinengungen, Distanzierungen sowie intramurale und intravasale Gasansammlungen – unter Berücksichtigung von Anamnese und klinischer Symptomatik – bereits sehr spezifische Zeichen des Darminfarkts sind, kann der endgültige Beweis des Gefäßverschlusses *nur* durch die Angiographie erbracht werden (s. Abb. 32).

Die Indikation zur Angiographie sollte schon bei geringem Verdacht gestellt werden, um den Patienten auch bei scheinbar rückläufiger Symptomatik im Intervallstadium des „faulen Friedens" schnellstens der lebensrettenden Operation zuzuführen, selbst unter der Gefahr, daß die Angiographie ein negatives Ergebnis liefert. Nur mit Hilfe der Angiographie lassen sich zentrale von peripher-segmentalen Verschlüssen unterscheiden, das Ausmaß evtl. vorhandener Kollateralen darstellen und die non-okklusive Ischämie ausschließen. Sie ist um so mehr gerechtfertigt, als die Ischämie mehrheitlich auf einem arteriellen Gefäßverschluß beruht, der in 70–75% der Fälle im Hauptstamm der A. mesenterica superior lokalisiert und somit einer lebensrettenden gefäßchirurgischen Intervention zugänglich ist [111].

Bei einem rechtzeitig diagnostizierten zentralen Verschluß der A. mesenterica superior besteht oft noch die Möglichkeit der Desobliteration bzw. Embolektomie. Bei peripher-segmentalen Verschlüssen oder bereits fortgeschrittener Gangrän bei zentralem Verschluß ist nur noch eine Resektion der befallenen Darmabschnitte möglich.

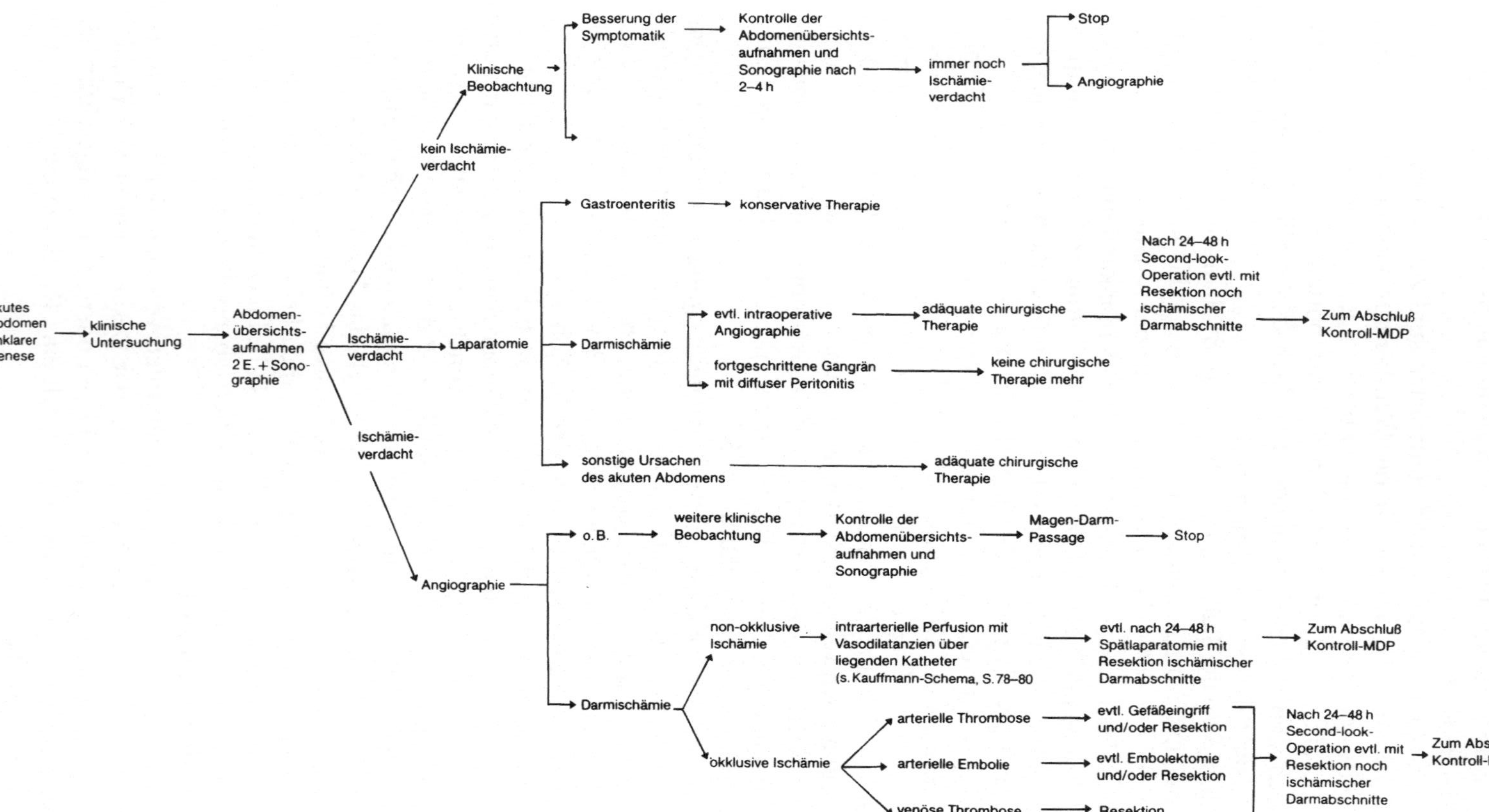

Abb. 32. Diagnostisch-therapeutisches Flußdiagramm bei Darmischämie

Ist die ischämische Toleranzzeit des Darms deutlich überschritten, sind Gefäßeingriffe, obwohl sie die eigentlich kausale Therapie darstellen, in der Regel sinnlos, da bereits nekrotische Darmabschnitte reseziert werden müssen.

Diese Patienten haben nur dann eine Überlebenschance, wenn nach großzügiger Resektion die Anastomosierung in gut durchbluteten Darmabschnitten erfolgt. Dabei ist die Länge des belassenen Darms nicht mehr von lebensentscheidender Bedeutung, da mit der totalen parenteralen Ernährung auch über Jahre die Ernährung sichergestellt werden kann. Allerdings ist dieses Verfahren mit erheblichen Problemen für den Patienten und den behandelnden Arzt verbunden, so daß vor einer unreflektiert großzügigen Darmresektion gewarnt werden muß [41]. Bestehen Zweifel an der Durchblutung des Restdarms oder der Vollständigkeit der erforderlichen Resektion bzw. an den Anastomosenverhältnissen, muß eine sog. Second-look-Operation 24–48 h nach dem Ersteingriff durchgeführt werden, um eine Nachresektion ischämischer oder zwischenzeitlich nekrotisch gewordener Darmabschnitte zu ermöglichen. Dieser Entschluß zum Zweiteingriff sollte ggf. schon bei der Erstoperation gefaßt und geplant werden [41].

Bei angiographischem Nachweis einer non-okklusiven Form der Darmischämie ist der Versuch einer konservativen Therapie gerechtfertigt. Der selektiv in der A. mesenterica superior liegende Katheter kann in der Arterie nach Ende der Angiographie verbleiben, um eine Langzeitinfusion von Vasodilatanzien wie z. B. Papaverin anschließen zu können [6, 15, 47]. Auch bei embolischen oder thrombotischen Verschlüssen, die angiographisch diagnostiziert werden, sollte der selektiv liegende Angiographiekatheter in der Arterie verbleiben, um prä-, intra- und postoperativ Papaverin zu infundieren, da die Versuche von Laufman et al. [54] gezeigt haben, daß der Vasospasmus von Arterien und Venen auch postoperativ nach Wiedereröffnung der Strombahn bestehen bleibt und das Operationsergebnis entscheidend gefährdet. Bei fortgeschrittener Ischämie mit Gangrän ist jedoch hier die Darmresektion unumgänglich.

Die Gesamtletalität des Darminfarkts ließ sich in unserem Krankengut durch differenzierte klinische und radiologische Diagnostik und nachfolgende Operation auf ca. 75% senken (Tabelle 11). Eine weitere Verbesserung der therapeutischen Ergebnisse ist nur zu erwarten, wenn die Diagnose mit allen zur Verfügung stehenden klinischen und bildgebenden Methoden *frühzeitig* gestellt wird.

Da es für den Mesenterialinfarkt keine wirklich typischen Befunde oder pathognomonischen Laborwerte gibt, erscheint es um so wichtiger, bei abdominalen Schmerzzuständen durch ein *interdisziplinäres Gespräch* zwischen Radiologen und Chirurgen überhaupt die Möglichkeit eines ischämischen Geschehens in Erwägung zu ziehen, insbesondere bei älteren Patienten mit bekannten präexistenten Herz- und Gefäßleiden (81, 85, 118] oder Glykosidtherapie [19].

Im Rahmen dieser schwierigen klinischen Situation liefern die Abdomennativdiagnostik, evtl. kombiniert mit der Sonographie und die nachfolgende Angiographie den entscheidenden Beitrag zur Lösung dieses diagnostischen Problems.

Nur wenn bei geringstem Verdacht schon frühzeitig die Angiographie, die den definitiven Nachweis von Sitz und Ausdehnung arterieller Verschlüsse und Abgrenzung zur Mesenterialvenenthrombose bzw. zur sog. non-okklusiven Ischämie ermöglicht, eingesetzt wird, hat der Patient eine Chance, innerhalb des prognostisch noch günstigen Zeitintervalls einer erfolgversprechenden Therapie zugeführt zu werden. Bei Verdacht auf intestinale Ischämie 2- bis 3mal häufiger zu angiographieren, erscheint vertretbarer, als das einmalige Unterlassen einer indizierten Angiographie [90].

Obwohl die Röntgendiagnostik und hier insbesondere die Angiographie die Zeit bis zum operativen Eingriff um ca. 60–90 min verlängert, ist ihr Einsatz durch den großen diagnostischen Gewinn voll gerechtfertigt.

Literatur

1. Aszodi A, Soper RT (1978) Neonatal necrotizing enterocolitis. Am J Proctol Gastroenterol Colon Rectal Surg 29: 13
2. Baert M (1979) Case of the day. (Vorlesung gegeben anläßlich des Internationalen Diagnostik-Kurses, Davos, 1.–7.4. 1979)
3. Barret AF (1962) Gas in the portal vein. Clin Radiol 13: 92
4. Barth K, Strecker EP, Schmidt-Hieber M, Brobmann GF, Schmidt HA (1974) Klinische und experimentelle Beiträge zum Krankheitsbild der non-occlusiven mesenteric ischemia. Radiologe 14: 431
5. Bergan JJ (1969) Recognition and treatment of superior mesenteric artery embolization. Geriatrics 24: 118
6. Beyer D, Horsch S (1980) Röntgendiagnostik bei akuter Darmischämie. Zentralbl Chir 105: 1005
7. Beyer D, Schultze P (1983) Sonographie des Magen-Darm-Traktes. In: Bücheler E, Friedmann G, Thelen M (Hrsg) Real-time Sonographie des Körpers. Thieme, Stuttgart New York
8. Beyer D, Horsch S, Bohr M, Schmitz T (1980) Röntgensymptomatik der experimentellen Darmischaemie beim Hund nach Ligatur der A. mesenterica superior. Fortschr Röntgenstr 132/4: 377
9. Boley SJ (1981) Early diagnosis of acute mesenteric ischemia. Hosp Pract 16: 63
10. Boley JS, Schwartz SS, Williams LF (1971) Vascular disorders of the intestine. Appleton, New York
11. Bounoüs G, Menard D, De Medicis E (1977) Role of pancreatic proteases in the pathogenesis of ischaemic enteropathy. Gastroenterology 73: 102
12. Britt LG, Cheek RC (1969) Non-occlusive vascular disease: Clinical and experimental observations. Ann Surg 169: 704
13. Brooks DH, Carey LL (1973) Base deficit in superior mesenteric artery occlusion – an aide to early diagnosis. Ann Surg 117: 352
14. Brown RA, Chiu CJ, Scott HJ, Gurd FN (1970) Ultrastructural changes in the canine ileal mucosal cell after mesenteric arterial occlusion. Arch Surg 101: 290
15. Buri P, Nachbur B, Senn A (1966) Der akute Mesenterialverschluß. Helv Chir Acta 33: 178
16. Chau AYS, Goldbloom VC, Gurd FN (1951) Clostridial infection as a cause of death after ligation of the hepatic artery. Arch Surg 63: 390
17. Civetta JM, Kolodny M (1970) Mesenteric venous thrombosis associated with oral contraceptives. Gastroenterology 58: 713
18. Cohnheim J (1872) Untersuchungen über die embolischen Prozesse. Hirschwald, Berlin
19. Cormier RE, Chase BA, Peterson GS, Pauker SG (1982) Abdominal pain, atherosclerosis and atrial defibrillation. The case for mesenteric ischemia. Med Decis Making 2/3: 323
20. Czembirek H, Kühn PM, Roth FJ, Wenz W (1971) Das Mesentericogramm im experimentellen hämorrhagischen Schock. Fortschr Röntgenstr 114: 43
21. De Niord RN, Pugh WT (1961) Successful superior mesenteric embolectomy. Va Med Monthly 88: 524
22. Denk H, Olbert F (1971) Die chirurgische Behandlung der arteriellen Embolie. Wien Med Wochenschr 83: 837
23. Diemel H, Rau G, Schmitz-Dräger HG (1964) Die Riolansche Kollaterale. Fortschr Röntgenstr 101: 253
24. Dingendorf W, Swart B, Haberich H (1971) Inkomplette Mesenterialgefäßverschlüsse als mögliche Ursache der Enteritis regionalis Crohn. Radiologe 11: 37

25. Elliot JW (1895) The operative relief of gangrene of intestine due to occlusion of the mesenteric vessels. Ann Surg 21: 9
26. Ellis JC, Dragstedt (1930) Liver autolysis in vivo. Arch Surg 20: 8
27. Ende N (1958) Infarction of the bowel in cardiac failure. N Engl J Med 258: 879
28. Fazio VW (1980) Toxic megacolon in ulcerative colitis and Crohn's colitis. Clin Gastroenterol 9: 389
29. Fogarthy TJ, Fletcher WS (1966) Genesis of non-occlusive mesenteric ischemia. Am J Surg 111: 130
30. Frimann-Dahl J (1950) Roentgen examination in mesenteric thrombosis. AJR 64: 610
31. Glotzer DJ, Glotzer P (1966) Superior mesenteric embolectomy. Arch Surg 93: 421
32. Goerttler K, Pflieger H, Zahn DG (1969) Lokalisation arteriosklerotischer Schäden an den großen Eingeweideschlagadern und begünstigende Wandfaktoren. Verh Dtsch Ges Pathol 53: 441
33. Goldstein WB, Cusmano JV, Gallagher JJ, Hemley S (1966) Portal vein gas – A case report with survival. AJR 97: 229
34. Harders H (1968) Die Endstrombahn bei Erkrankungen der Bauchorgane. In: Bartelheimer H, Heisig N (Hrsg) Aktuelle Gastroenterologie. Thieme, Stuttgart
35. Harrington LA (1947) Mesenteric thrombosis. AJR 58: 637
36. Havia T, Inberg MV (1975) Akuter Mesenterialgefäßverschluß. Zentralbl Chir 100: 718
37. Heberer G, Zehle A, Kristen H (1973) Die chirurgische Behandlung akuter und chronischer arterieller Verschlußkrankheiten. Klin Ggw 11: 187
38. Heidenblut A, Fischer F, Ringk H (1975) Synopsis der Röntgendiagnostik des akuten Verschlußsyndroms der Mesenterialgefäße. Radiol Diagn (Berl) 16: 649
39. Hengesbach B (1975) Das Verschlußsyndrom der Visceralarterien. Inaugural Dissertation, Universität Köln
40. Hess T, Stucki P (1975) Mesenterialinfarkt bei Digitalisintoxikation. Schweiz Med Wochenschr 105: 1237
41. Horsch S, Schmidt R, Pichlmaier H (1983) Akuter Verschluß der Mesenterialarterie – Klinik und Therapie. Dtsch Ärztebl 48: 36
42. Huber FB (1970) Zur Therapie des akuten Mesenterialarterienverschlusses. Thoraxchir Vasc Chir 18: 137
43. Huber FB (1972) Darminfarkt nach stumpfem Bauchtrauma. Schweiz Med Wochenschr 102: 339
44. Huber FB (1977) Darminfarkt als Folge einer spontanen mesenterialen und intramuralen Antikoagulantienblutung. Schweiz Med Wochenschr 107: 88
45. Jackson BJ (1963) Occlusion of the superior mesenteric artery. Thomas, Springfield
46. Jamieson WG, Lozon A, Durand D, Wall W (1975) Changes in serum phosphatase levels associated with intestinal infarction and necrosis. Surg Gynecol Obstet 140: 19
47. Kauffmann GW, Friedburg H, Anger P, Ruckauer K (1982) Diagnose, Differentialdiagnose und Behandlung der sogenannten „non-occlusive disease". Chirurg 53: 641
48. Khanna SD (1959) An experimental study of mesenteric occlusion. J Pathol Bacteriol 77: 575
49. Kirks DR, O'Byrne SA (1974) The value of the lateral abdominal roentgenogram in the diagnosis of neonatal hepatic portal venous gas. AJR 122: 153
50. Klass AA (1953) Acute mesenteric artery occlusion: Restauration of the blood flow by embolectomy. J Int Coll Surg 20: 687
51. Kreager JA, Wheat MW, Weigel WW, Cievasse L (1965) Superior mesenteric artery embolus. Ann Surg 31: 116
52. Kussmaul M (1864) Zur Diagnose der Embolie der Arteriae mesentericae. Würzb Med Z 5: 210
53. Larsen A (1970) Non-occlusive intestinal gangrene. Acta Chir Scand 136: 227
54. Laufman H, Martin WB, Tuell SW (1948) Pattern of vasospasm following acute venous and arterial occlusions. Micrometric study. Surg Gynecol Obstet 87: 641
55. Laufman H, Nora PF, Mittelpunkt AJ (1964) Mesenteric blood vessels: Advances in surgery and physiology. Arch Surg 88: 1021
56. Lazar HP (1965) Survival following portal venous air embolization. Report of a case. Am J Dig Dis 10: 259

57. Liavag I (1969) Diagnosis and treatment of acute mesenteric vascular insufficiency. Geriatrics 24: 49

58. Liebman PR, Patten MT, Manny J, Bienfield JR, Hechtman HB (1978) Hepatic portal venous gas in adults: Etiology, pathophysiology and clinical significance. Ann Surg 187: 281

59. Litten M (1875) Über die Folgen des Verschlusses der A. mesenterica superior. Virchows Arch [Pathol Anat] 63: 289

60. Lorenz R, Peters PE, Beyer D, Mödder U (1983) Akutes Abdomen nach Tablettenintoxikation. Radiologe 23: 47

61. Marston A (1963) Causes of death in mesenteric arterial occlusion. 1. Local and general effect of devascularization of the bowel. Ann Surg 158: 952

62. Marston A (1963) Causes of death in mesenteric arterial occlusion. 2. Observations on devascularization of the ischemic bowel. Ann Surg 158: 960

63. Mavor GE (1972) Acute occlusion of the superior mesenteric artery. Clin Gastroenterol 1: 639

64. McCandless RG (1964) Portal vein gas: A grave prognostic sign. AJR 92: 1162

65. Meyers MA, Ghahremani GG, Clements JL Jr, Goodman K (1977) Pneumatosis intestinalis. Gastrointest Radiol 2: 91

66. Mikkelsen WP, Zaro JA (1959) Intestinal angina. N Engl J Med 260: 912

67 Müller E, Wellauer J, Knoblauch M (1977) Das Abdomenleerbild bei Mesenterialinfarkt. Schweiz Med Wochenschr 107: 8

68. Müller-Wiefel H, Borm D (1970) Die akute mesenteriale Durchblutungsinsuffizienz. Fortschr Med 88: 377

69. Muhrer KH, Filler D, Schwemmle K, Feustel H, Schellerer W (1977) Der akute Mesenterialgefäßverschluß. Dtsch Ärztebl 48: 2863

70. Musa BU (1965) Intestinal infarction without mesenteric vascular occlusion. A report of 31 cases. Ann Intern Med 63: 783

71. Naitove A, Weisman R (1965) Primary mesenteric venous thrombosis. Ann Surg 161: 516

72. Neill SA, Gaisford WD, Zuidema GD (1963) A comparative anatomic study of the hepatic veins in the dog, monkey and human. Surg Gynecol Obstet 116: 451

73. Nelson SW, Eggleston W (1960) Findings on plain roentgenograms of the abdomen associated with mesenteric vascular occlusion with possible new sign of mesenteric venous thrombosis. AJR 83: 886

74. Neufang KFR, Beyer D (1983) Sonographie der A. mesenteric superior. Normale Anatomie, Varianten und Bedeutung für die Analyse retroperitonealer Raumforderungen. Fortschr Röntgenstr 139: 672

75. gestrichen

76. Onnis M, Shumaker HR, Bounous G (1963) Blood pressure and renal blood flow response to occlusion of viscera arteries. Ann Surg 157: 56

77. Ottinger L, Austen WG (1967) A study of 136 patients with mesenteric infarction. Surg Gynecol Obstet 124: 251

78. Paciulli J, Jacobson G (1967) Survival following roentgenographic demonstration of gas in the hepatic portal venous system. AJR 99: 629

79. Polk HC Jr (1966) Experimental mesenteric venous occlusion: III. Diagnosis and treatment of induced mesenteric venous thrombosis. Ann Surg 163: 432

80. Price WE, Rohrer GV, Jacobson ED (1969) Mesenteric vascular diseases. Gastroenterology 57: 599

81. Probst P, Hirschmann DM, Haertel M, Fuchs WA (1980) Die Röntgendiagnostik der akuten intestinalen Ischaemie. Fortschr Röntgenstr 132: 527

82. Rau G (1973) Pathophysiologie, Symptomatologie und Diagnostik arterieller abdomineller Durchblutungsstörungen. Vasa 2: 386

83. Reither M (1978) Die Radiologie der nekrotisierenden Enterocolitis des Neugeborenen. Radiologe 18: 208

84. Rendich RA, Harrington LA (1944) Roentgenologic observations in mesenteric thrombosis. AJR 52: 317

85. Richter H, Hain B (1976) Klinik und Diagnostik des akuten Verschlusses der oberen Mesenterialarterie. Chirurg 47: 276

86. Rigler LG, Pogue WL (1965) Roentgen signs of intestinal necrosis. AJR 94: 402

87. Rosenquist CJ (1971) An unusual pattern of intramural gas in small bowel infarction. Radiology 99: 337

88. Schellerer W, Schellerer K, Decker K, Kliesch G (1971) Der akute Mesenterialgefäßverschluß. Münch Med Wochenschr 113: 1415

89. Schennach W, Dorfmann A (1972) Zur Problematik des akuten Mesenterialarterienverschlusses. Thoraxchir 20: 457

90. Schmithausen B (1982) Das Abdomenübersichtsbild bei Dünndarmgefäßprozessen. Dissertation, Med. Fak Univ Düsseldorf

91. Schnitzler J (1901) Zur Symptomatologie des Darmarterienverschlusses. Wien Med Wochenschr 11: 506, 12: 567

92. Scott HG, Wangensteen OH (1932) Blood losses in experimental intestinal strangulations and their relationship to the degree of shock and death. Proc Soc Exp Biol Med 29: 748

93. Scott JR, Miller WT, Urso M, Stadalnik RC (1971) Acute mesenteric infarction. AJR 113: 269

94. Seidel W, Richter H (1975) Ileus und Peritonitis. In: Lindenschmidt TO (Hrsg) Pathophysiologische Grundlagen der Chirurgie. Thieme, Stuttgart

95. Selkurth EE (1959) Lethal effects of superior mesenteric artery shock. Am J Physiol 197: 281

96. Shanbour LL, Jacobson ED (1972) Digitalis and the mesenteric circulation. Am J Dig Dis 17: 826

97. Sharefkin JB, Silen W (1974) Diuretic agents: Inciting factor in non-occlusive mesenteric infarction? JAMA 229: 1451

98. Shaw RS, Rutledge RH (1957) Superior mesenteric artery embolectomy in the treatment of massive mesenteric infarction. N Engl J Med 257: 295

99. Shute K (1977) Effect of intraluminal oxygen on endotoxin absorption in experimental occlusion of the superior mesenteric artery. Gut 18: 567

100. Solheim V (1963) Acute intestinal infarction. Acta Chir Scand 126: 133

101. Stauch GW, Boetcher I, Lindner P, Löhr H (1976) Albuminkinetik beim Arteria mesenterica superior-Schock der Ratte. Nuklearmedizin 15: 146

102. Stewart GD, Sweetman WR, Westphal K, Wise RA (1960) Superior mesenteric artery embolectomy. Ann Surg 151: 274

103. Stewart JOR (1963) Portal gas embolism: A prognostic sign in mesenteric vascular occlusion. Br Med J 1: 1328

104. Strecker EP, Schmidt-Hieber M, Barth K, Brobman GF, Birg W, Schmidt HA (1975) Strophantineffekt auf die Mesenterialgefäße. Vasa 4: 391

105. Sullivan JF (1974) Vascular disease of the intestine. Med Clin North Am 58: 1473

106. Swart B, Meyer G (1974) Die Diagnostik des akuten Abdomens beim Erwachsenen – ein neues klinisch-roentgenologisches Konzept. Radiologe 14: 1

107. Tiedemann F (1843) Von der Verengung und Schließung der Pulsadern in Krankheiten. Groos, Heidelberg Leipzig

108. Tomchik FS, Wittenberg J, Ottinger LW (1970) The roentgenographic spectrum of bowel infarction. Radiology 96: 249

109. Truelove SC, Marks CG (1981) Toxic megacolon. Pathogenesis, diagnosis and treatment. Clin Gastroenterol 10: 107

110. Ungeheuer E, Eisenbach J (1969) Diagnostik und Therapie der Mesenterialarterienverschlüsse. Chir Prax 8: 189

111. Voegeli E, Binswanger R (1975) Angiographie bei akuten Dünndarmischaemien. Schweiz Med Wochenschr 105: 1258

112. Vollmar J (1967) Rekonstruktive Chirurgie der Arterien. Thieme, Stuttgart

113. Vollmar J (1974) Indikatorische Probleme bei Durchblutungsstörungen des Darmes aus der Sicht des Chirurgen. Langenbecks Arch Chir 337: 353

114. Vyden JK (1971) The systemic effects of acute superior mesenteric vascular insufficiency. In: Boley JS, Schwartz SS, Williams LF (eds) Vascular disorders of the intestine. Appleton, New York

115. Vyden JK, Corday E, Nagasawa K (1974) Hemodynamic consequences of the acute occlusion of the superior mesenteric artery. Am J Cardiol 34: 687

116. Wagner A (1972) Gastrointestinale Komplikationen nach Einnahme hormoneller Ovulationshemmer. Dtsch Med Wochenschr 97: 520

117. Wangensteen SL, Golden JT, Stapelton SL (1972) Successful superior mesenteric artery embolectomy. Am J Surg 123: 601

118. Wehling H (1974) Indikatorische Probleme bei Durchblutungsstörungen des Darmes aus der Sicht des Radiologen. Arch Chir 337: 347
119. Williams LF (1970) Vascular insufficiency of the bowels. DM 1–38
120. Williams LF (1971) Vascular insufficiency of intestines. Gastroenterology 61: 757
121. Williams LF, Anastasia LF, Hasiotis CA, Bosniak MA, Byrne JJ (1968) Experimental non-occlusive mesenteric ischaemia: Physiologic and anatomic observations. Arch Surg 96: 987
122. Williams LF, Goldberg AH, Polansky BJ, Byrne JJ (1969) Myocardial effects of acute intestinal ischaemia. Surgery 66: 138
123. Wiot JF, Felson B (1961) Gas in the portal venous system. AJR 86: 920
124. Wittenberg J, Athanasoulis CA, Shapiro JH, Williams LF (1973) A radiological approach to the patient with acute extensive bowel ischaemia. Radiology 106: 13
125. Wolbach SB, Saiki T (1909) A new anaerobic sporebearing bacterium commonly present in the livers of healthy dogs, and believed to be responsible for many changes attributed to aseptic autolysis of liver tissues. J Med Res 21: 267
126. Wolfe JN, Evans WA (1955) Gas in the portal veins of the liver in infants. AJR 74: 486
127. Zuidema GD, Reed D, Turcotte J (1964) Superior mesenteric artery embolectomy. Ann Surg 159: 248

Sachverzeichnis